Prof. Hademar Bankhofer

Der lebensnotwendige Zellwirkstoff

NADH

Coenzym 1

Copyright	:	NEW BIO® (Member of GNP Group)
		PUBLISHING HOUSE U.S.A. 2011
		25 Greystone Manor, Lewes
		DE 19958, U.S.A.
Kontakt-Europa	:	NEW BIO® Verlag
		A-8046 Graz. Dr. Tillygasse 2
		Alle Rechte bei NEW BIO® U.S.A.
		www.newbio-books.com
Autor	:	Prof. Hademar Bankhofer
Lektorat	:	Dipl. Päd. Jenspeter Graf
LayOut / Grafik	:	Studio Schwarz, Werbeagentur
Coverfoto	:	Life-Light
Bildnachweise	:	GNP, Peter Niess, Renate Schwarz
Druck	:	LABER DRUCK
		Oberndorf bei Salzburg
ISBN	:	978-3-9503217-0-8

Prof. Hademar Bankhofer

NADH

Der lebensnotwendige Zellwirkstoff für Energie, Nerven und Libido

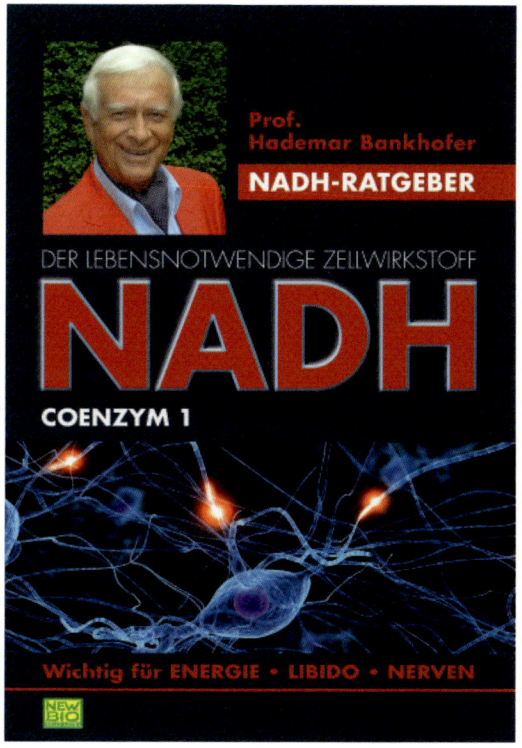

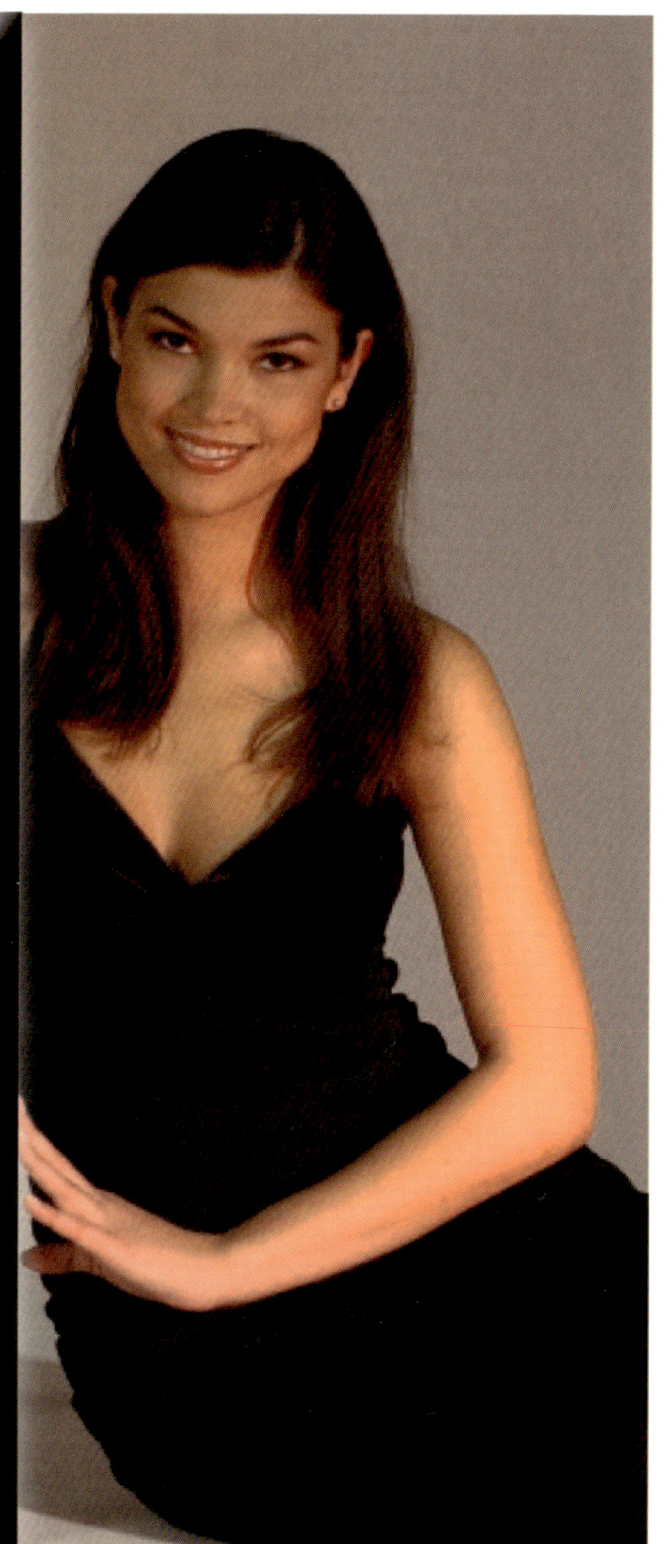

NADH

**stellt
die
Energie-
Balance
im
Körper
rasch
wieder
her!**

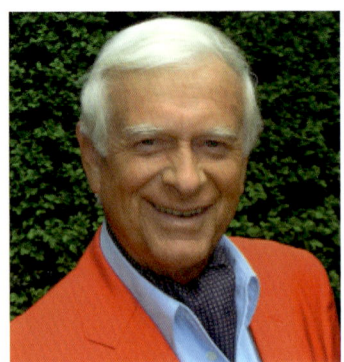

Meine NADH Erfahrung

Prof. Hademar Bankhofer

Es ist schon einige Jahre her. Da begleitete mich ein amerikanischer Zeitungsjournalist eine Woche lang mit einem Fotografen bei meinen Fernsehauftritten, bei Vorträgen, Autogrammstunden, bei Seminaren und bei meiner Arbeit am Schreibtisch. Und sein Bericht der danach erschien, endete mit dem Satz: „Bankhofer schreibt und redet so, wie er lebt!" Diese Worte haben mich sehr glücklich gemacht, weil genau das mein Bemühen ist, da ich seit 36 Jahren als Autor von Büchern, Zeitungsserien und Kolumnen und seit 26 Jahren vor der Fernsehkamera und im Radiostudio nur Themen abhandle, mit denen ich mich lang genug und intensiv befasst habe. Ich gebe nur Rezepte aus der Naturmedizin oder aus der Ernährung weiter, die ich selbst ausprobiert habe.

Und genau so ist es mit diesem Buch über NADH, das ich mir seit Jahren vorgenommen hatte, aber jetzt erst verwirklichen konnte. Ich denke, über die natürliche, körpereigene Substanz, das Coenzym 1 und seine Anwendung für mehr geistige und körperliche Energie, kann man nur dann ein Buch oder Berichte schreiben, wenn man NADH genau kennengelernt, auch selbst genutzt hat und auch weiterhin verwendet.

Ich habe vor vielen Jahren NADH durch Univ. Prof. Dr. Dr. Jörg Birkmayer kennengelernt und war von Anfang an begeistert. 18 Jahre lang habe ich in Bayern jeden Sonntag die Fernsehsendung „Spektrum Gesundheit" moderiert. Sie wurde aufgezeichnet. Aus Kostengründen mussten wir oft an einem Tag die vier TV-Magazine fürs ganze Monat produzieren. Da habe ich NADH schätzen gelernt. Ich war von 8 Uhr morgens bis 19 Uhr abends voll fit, habe alle Moderationen beherrscht und konnte danach entspannt einschlafen und mich regenerieren.

Als ich im Jahr 1996 in Jerusalem in Kooperation mit dem angesehenem Weizmann-Institut ein internationales Symposium zum Thema „Immunkraft" mit Ärzten und Wissenschaftlern aus aller Welt moderieren durfte, musste das in englischer Sprache geschehen. Wenn man das nicht gewohnt ist, dann kann dies sehr viel Stress machen. Doch ich nahm morgens auf nüchternen Magen 20 Milligramm NADH und hatte trotz dieser aufregenden Aufgabe keine Probleme.

In all den Jahren schrieb ich weit über 40 Bücher. Zum Bücher schreiben, wenn man auch noch fürs Fernsehen und fürs Radio arbeitet, braucht man eiserne Disziplin, volle Konzentration und muss fit im Kopf sein. Da hat man oft kurze Nächte und einen kurzen Schlaf. Mit NADH geht das, wenn man es nicht übertreibt.

Ich kann mich erinnern: An einem kühlen Tag kam ich mit dem Flugzeug aus Amsterdam nach Wien zurück. Ich hatte keinen Mantel dabei, aber mir war auch nicht kalt. Da sagte einer der Ärzte, die mit mir unterwegs waren: „Du hast durch NADH so viele Energie, dass Du tatsächlich keinen Mantel brauchst!"

Der österreichische Wissenschaftler, Buchautor und Apotheker Mag. Norbert Fuchs sagte vor etlichen Jahren zu mir: „Im Alter macht NADH besonders Sinn für einen klaren Kopf, für gute Konzentration und Erinnerungsgabe. Da brauchen Körper und Geist Unterstützung für das Bereitstellen von Energie!" Ich bin nicht mehr der Jüngste und kann auch das heute bestätigen.

Mit meinen persönlichen NADH Erfahrungen kann ich daher ein ganzes Buch füllen. Aber ich denke, Sie wollen in erster Linie das Coenzym 1, diesen faszinierenden Wirkstoff näher kennenlernen.

Ihr

Prof. Hademar Bankhofer

Unser Gehirn ist unersättlich: Wir müssen ihm geben, was es braucht!

Vorwort

Das Gehirn ist die Schaltzentrale unseres Lebens für geistige, aber auch für körperliche Energie. Hier wird entschieden, ob wir glücklich oder unglücklich sind, ob wir uns wohl fühlen, ob wir Schmerzen, starke Nerven, Durchhaltekraft besitzen, ob wir clever sind, erfolgreich und leistungsstark durchs Leben gehen, ob unser Liebesleben funktioniert, ja sogar ob wir ein Idealgewicht haben oder zu dick sind. Alles geschieht im Kopf. Daher müssen wir für unser Gehirn auch etwas tun, damit es fit bleibt.

Unser Gehirn ist nicht nur bei der Sauerstoff-Aufnahme unersättlich!

Das Gehirn ist ein kostbares, aber auch sehr heikles Organ. Es besteht aus dem Großhirn, dem Kleinhirn und dem Mittelhirn. Und es beherbergt über 10 Milliarden Nervenzellen. Kein anderes Organ ist bei einem Rückgang der Durchblutung so schnell und so intensiv gefährdet. Wenn die Blutzufuhr gestört ist, können die Gehirnzellen binnen weniger Minuten absterben. Das passiert zum Beispiel bei einem Schlaganfall.

Die Frage ist nun: Was braucht unser Gehirn? Was müssen wir ihm bieten können?

- Unser Gehirn braucht frische Luft von bester Qualität. Es kann nur optimal arbeiten, wenn es regelmäßig mit Sauerstoff versorgt wird. Darum ist es für unsere geistige Fitness so enorm wichtig, dass wir richtig atmen und so oft wie möglich in die Natur hinausgehen. Man muss sich das so vorstellen: Unser Gehirn beträgt etwa nur zwei Prozent unseres Körpergewichts. Aber jedes Mal, wenn wir einatmen, beansprucht es 40 Prozent des zugeführten Sauerstoffes. Es ist daher nicht übertrieben, wenn man sagt: Das Gehirn ist unersättlich.

- Unser Denkapparat braucht aber auch ein flüssiges Milieu, um optimal arbeiten zu können. Wer zu wenig trinkt, kann nicht gut denken, hat eine schlechte Konzentration und ein schlechtes Erinnerungsvermögen. Es kann sich auf Grund des Wassermangels eine depressive Stimmung einstellen.

- Man hat das bei Schulkindern getestet, deren Durstempfinden noch nicht ganz ausgeprägt ist. Wenn sie dem Unterricht nicht mehr voll konzentriert folgen können, machen sie eine Pause und trinken Wasser, anschließend sind sie geistig wieder voll fit. Gefährlich kann der Wassermangel im Gehirn bei älteren Menschen werden, bei denen das Durst-Gefühl nicht mehr so gut funktioniert. Sie vergessen auf's Trinken, trocknen von innen her aus, werden völlig lethargisch oder apathisch, wirken oft wie geistig gestört. So genau nimmt das Gehirn die Zufuhr von Wasser. Täglich sollten es allein für die geistige Fitness mindestens eineinhalb Liter sein.

- Wenigen ist bewusst: Unser Gehirn braucht ausreichend ungestörten, tiefen Schlaf. Eine erholsame Nachtruhe ohne Tabletten und ohne Alkoholexzesse fördert die Langzeit-Speicherung neuer Inhalte. Während also unsere Körperfunktionen auf Sparflamme umgestellt sind, arbeitet das Gehirn nachts intensiv weiter und transportiert gelerntes Wissen aus dem Kurzzeit-Speicher in den Langzeit-Speicher.

- Der amerikanische Neurobiologe Lawrence Katz hat nachgewiesen: Das Gehirn muss trainiert werden. Dann bleibt es bis ins hohe Alter lernfähig. Geistige Unterforderung lässt die Denkaktivität nachlassen. Der österreichische Psychologe Martin Oberbauer meint dazu: „Die größte Gefahr besteht, wenn Menschen in den Ruhestand gehen und beschließen, nichts mehr zu tun. Da baut das Hirn rapid ab. „Man hat das gemessen: Innerhalb von 3 Wochen nur geht beim geistigen Nichtstun der IQ - der Intelligenz-Quotient - um 20 Punkte zurück".

Unterzuckerung hat nicht nur Müdigkeit, sondern auch Konzentrationsstörungen zur Folge!

- Ein sehr wichtiges Thema: Außer Wasser und Sauerstoff braucht unser Gehirn auch spezielle Nährstoffe, die als „Sprit" das Denkvermögen, die geistigen Reaktionen und das Erinnerungsvermögen erst so richtig in Gang setzen. Falsche Ernährung kann erheblich alle Denk-, Konzentrations- und Erinnerungs-Vorgänge stören und blockieren. Wir müssen uns vorstellen: Unser Gehirn ist nicht nur bei der Sauerstoff-Aufnahme unersättlich. Es verbraucht auch 20 Prozent unserer aufgenommenen Energie. Daher müssen wir unserem Gehirn, damit es aktiv bleibt, jeden Tag ganz bestimmte Substanzen zuführen. Dazu gehören der Mineralstoff Magnesium, die Spurenelemente Zink, Phosphor, Kupfer, Chrom, die gesamte Gruppe der B-Vitamine. Mit einer ausgewogenen Ernährung kann man diesen Bedarf decken.

Wir sollten 50 bis 60 Prozent Kohlenhydrate aufnehmen, maximal 30 Prozent Fett und 10 bis 20 Prozent Eiweiß. Das heißt:

Vollkornprodukte, Kartoffel, Grün-Gemüse. Mehr Pflanzenöle als tierische Fette, Fisch. Sehr wichtig fürs Gehirn sind B-Vitamine aus Vollkornprodukten und Salat, Hülsenfrüchten, Milch, Blattgemüse, Eier und Käse. Eiweiß brauchen wir für die Konzentration und für den Langzeit-Speicher im Gehirn. Kohlenhydrate sind wichtige Energie-Spender für die Gehirnzellen. Unterzuckerung hat nicht nur Müdigkeit, sondern auch Konzentrationsstörungen zur Folge.

• Doch dann gibt es einen Nährstoff, der als Energiestoff für geistige und körperliche Fitness in jeder Körperzelle vertreten sein sollte. Und dieser im Grunde genommen wichtigste Nährstoff für unser heutiges Leben mit Stress, Termindruck und Hektik, ist das NADH. Er ist für uns von so unendlich großer Bedeutung, sodass ich dem NADH dieses Buch gewidmet habe.

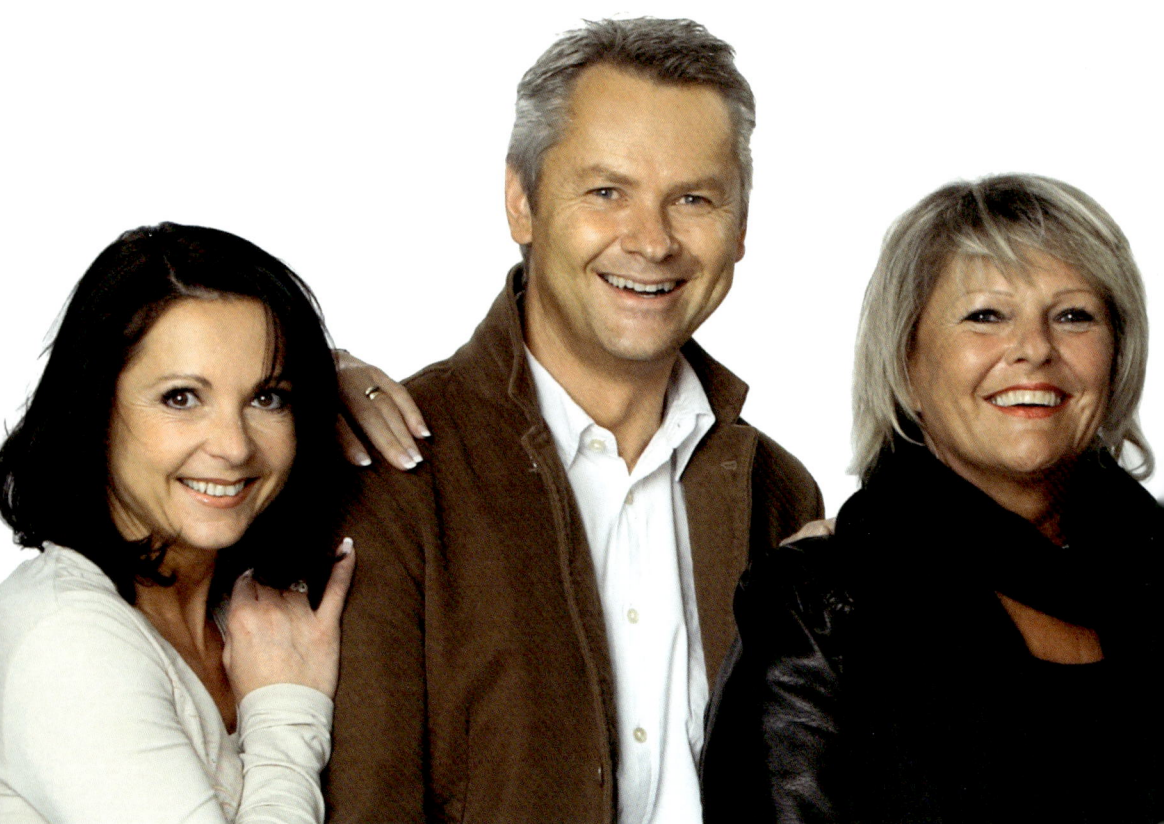

Damit Sie, liebe Leserinnen und Leser, das Geheimnis unserer Lebensenergie erkennen und für Ihren Körper und Geist nutzen können.

Viel Freude und ebenso viele Lernimpulse wünscht Ihnen

Ihr

Prof. Hademar Bankhofer

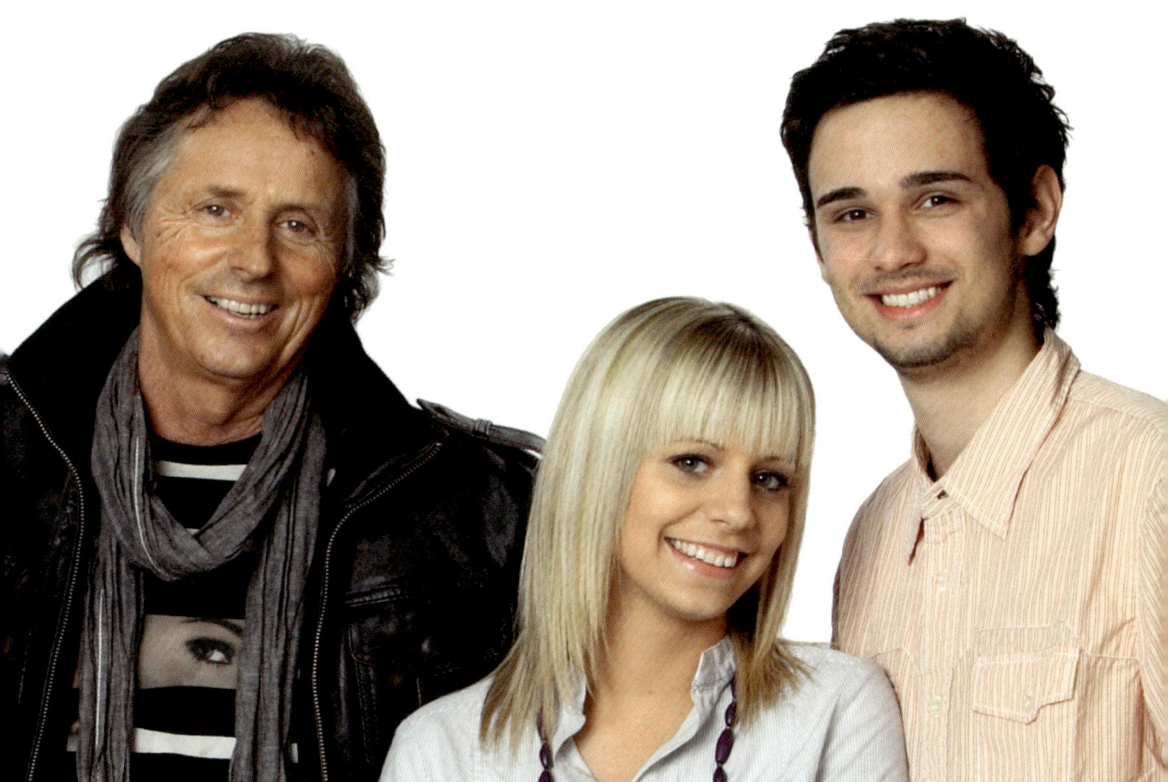

NADH – Was ist das eigentlich?

Die Buchstaben-Reihe NADH ist die Abkürzung für „Nicotinamid Adenin Dinucleotid". Es handelt sich dabei um eine reduzierte Form des Coenzym 1. Das „H" steht für Hoch-Energie-Hydrogen. Viele, die sich mit dieser Materie nicht unbedingt ständig befassen, werden nun fragen: „Was ist ein Coenzym?"

Da muss ich etwas weiter ausholen.

Der menschliche Körper besteht im Durchschnitt aus 80 bis 100 Billionen Zellen. Schauen wir uns eine einzige davon an. Stellen Sie sich diese Zelle wie eine Schneeglaskugel vor. Das sind diese kleinen niedlichen Dinger, in denen sich Figuren, Häuser oder Landschaften befinden. Wenn man sie schüttelt oder kurz umdreht, dann schneit es drinnen. Und nun stellen Sie sich vor, dass in so einer Landschaft in jeder einzelnen Zelle mehrere Kraftwerke stehen, die für uns Tag für Tag, Nacht für Nacht Energie produzieren. Das sind die Mitochondrien. Nur wenn sie ständig aktiv sind, dann haben wir die Chance, gesund zu bleiben und nicht zu früh zu altern.

Das wichtigste Coenzym, das für die geistige und körperliche Energie zuständig ist, das ist das NADH!

Diese Kraftwerke – die Mitochondrien – sind natürlich nur ein Teil einer umfassenden Zusammenarbeit. Unser Körper benötigt zur Herstellung von lebenswichtiger Energie Vitamine, Mineralstoffe, Spurenelemente, Bioaktivstoffe und sicher auch noch Substanzen, die noch gar nicht entdeckt und analysiert werden konnten. Doch diese Vitalstoffe aus der Nahrung müssen für Kraftwerke erst aufbereitet werden.

Und das ist die Aufgabe von Enzymen. Sie beschleunigen biologische Prozesse und sind für den Stoffwechsel von großer Bedeutung. Doch auch die Enzyme beliefern die Kraftwerke in unseren Zellen nicht allein mit Material zur Herstellung von permanenter Energie. Damit ein Enzym seine Arbeit überhaupt verrichten kann, braucht es wieder die Hilfe von einem sogenannten Coenzym. Man muss sich das bildlich so vorstellen: Das Enzym ist der Motor. Das Coenzym ist der Treibstoff für diesen Motor. Daraus ergibt sich die logische Frage: Wenn nun keine Coenzyme zur Verfügung stehen, was passiert da? Unser Körper – der Motor – bleibt nicht stehen. Aber er läuft nicht optimal. Er hat kaum Antrieb, weil der Treibstoff fehlt. Menschen, die sich in dieser Situation befinden, sind dann immer müde, schlapp, antriebslos. Weil nämlich der Enzym-Motor nicht richtig läuft, können die Mitochondrien, die Kraftwerke in unseren Zellen keine Energie erzeugen.

Und es ist unbestritten: Das wichtigste Coenzym, das für die geistige und körperliche Energie zuständig ist, das ist das NADH. Das bedeutet: Wenn genügend NADH vorhanden ist, dann gibt es keine Probleme, was die Energie betrifft. Warum aber kommt es zu einem Defizit an NADH? In einem kerngesunden Menschen in den besten Lebensjahren, der einen ausgewogenen Lebensstil pflegt, ist in jeder Zelle genügend NADH vorhanden, das den Enzymen zuarbeiten kann. Mit dem älter werden allerdings nimmt der NADH-Spiegel im Körper ab. Damit reduzieren sich aber auch die Enzyme, die vom NADH abhängig sind.

Was genau tut nun das Coenzym1 NADH in der Zelle? Es ermöglicht einen normalen, gesunden Ablauf einer Vielzahl von biochemischen Reaktionen. Dabei passiert etwas Interessantes: Jedes in einer Zelle vorhandene Molekül (NADH) wird dabei ständig aus der oxidierten Form – das ist NAD – in die reduzierte Form NADH umgewandelt und sofort wieder zurück versetzt. Das geschieht in jeder Zelle, jede Sekunde, viele tausende Male. Daher gibt es in allen Zellen des Körpers ein spezielles, ständiges Gleichgewicht zwischen NADH und NAD.

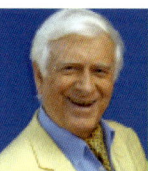

Prof. Bankhofer's
NADH-Tipp

Wenn Sie einen anstrengenden Tag vor sich haben, die Konfrontation mit heiklen Themen erwarten, dann nehmen Sie gleich morgens NADH. Das mache ich auch.

Woher kommt nun das NADH in der Zelle?

Der menschliche Körper produziert NADH. Die Produktion lässt – wie schon oben erwähnt – mit dem Älterwerden nach. Da nun NADH auch in der tierischen Körperzelle vorhanden ist, könnte man logisch kombinieren: Wer Fleisch ist, nimmt damit auch NADH auf! Das stimmt aber nicht so ganz. Denn: NADH ist nicht hitzebeständig! Es wird bei der Zubereitung von Fleischspeisen zu einem Grossteil zerstört. Der Rest, der erhalten bleibt, wird im Magen von der Magensäure abgebaut, bevor es noch in den Stoffwechsel gelangen kann.

Und wie sieht es mit pflanzlicher Nahrung aus? Sie kann uns nicht mit NADH beliefern. Die vorhandenen Mengen sind zu gering. Damit wir uns ein Bild machen können, wie viel NADH in einem

Kilo Lebensmittel vorhanden ist, hier eine kurze Übersicht: Ein Kilo Getreide hat nur 0,1 Milligramm NAH gespeichert, Hefe hingegen 2 Milligramm, Rind- und Schweinefleisch 50 Milligramm, Geflügel 40 Milligramm, Fisch 35 Milligramm. Aber aus ernährungswissenschaftlicher Sicht bringen diese Angaben absolut nichts, weil dieses NADH niemals die menschliche Zelle erreicht. Die tägliche Nahrung scheidet somit als NADH-Lieferantin aus. Das alles zeigt deutlich, wie schwierig es für die Wissenschaft von Anfang an war, eine Form zu finden, wie man NADH als Nahrungsergänzung wirkungsvoll aufnehmen und nutzen kann.

NADH wurde von einem Nobelpreisträger entdeckt

Für das NADH war 1904 ein entscheidendes Jahr. Da wurde es entdeckt. Von dem britischen Chemiker Arthur Harden und William Youndin. Sie gaben ihm vorerst den Namen Diphosphopyridinnucleotid, abgekürzt DPN. Es wurde bis zum Jahr 1960 aber auch unter den Namen Codehydrase I oder Codehydrogenase I oder auch schon als Coenzym 1 bekannt. Doch die Substanz interessierte vorerst ausschließlich die Wissenschaft.

Dann aber wurde NADH schlagartig in der Öffentlichkeit bekannt. Der international angesehene Arzt und Forscher Prof. Dr. Walter Birkmayer, ein Pionier auf dem Gebiet der Behandlung von Parkinson-Patienten, war immer auf der Suche nach neuen Möglichkeiten, den bedauernswerten Kranken zu helfen. Er setzte 1961 erstmals L-Dopa, die Vorstufe von Dopamin ein und erreichte damit einen entscheidenden Durchbruch in der Neurologie. Die Methode wurde auch L-Dopa-Therapie genannt.

Dazu sollte man wissen: Wie kommt es zu Parkinson?

Es beginnt alles im Gehirn!

Es beginnt alles im Gehirn. Ganz spezielle Abschnitte des Großhirns verkümmern. Das Verhängnisvoll dabei ist: Die ersten Parkinson-Symptome werden erst merkbar, wenn bereits die Hälfte dieser Gehirnabschnitte so beschädigt sind, dass man nichts mehr machen kann. Dieses Geschehen hat dramatische Folgen: Es kann fast kein Dopamin (Glückshormon) mehr produziert werden, das Hormon für Motivation, Muskelkraft und Liebeskraft.

Prof. Dr. Walter Birkmayer versorgte nun die Parkinson-Patienten mit 20% von Dopamin. Der Nachteil: Diese große Menge an Dopamin förderte auch das Auftreten von freien Radikalen, hoch-aggressiven Schadstoff-Molekülen. Und die wiederum setzten das Zerstörungswerk im ohnehin bereits schwer geschädigten Gehirn fort. Diese schlimme Entwicklung konnte nur durch einen Stoff ge-stoppt werden. Durch NADH. Von diesem Zeitpunkt gingen diese vier Buchstaben um die Welt. Wenn nämlich die Parkinson-Pati-enten zusätzlich mit NADH versorgt wurden, dann, ja dann traten zwei ganz entscheidende Dinge ein:

- Die Produktion der freien Radikalen wurde gestoppt.
- die vorhandenen hochaggressiven Schadstoff-Moleküle, die alt und krank machen, wurden vom NADH wirkungsvoll be-kämpft, gleichzeitig außer Gefecht gesetzt.
- Die hochdosierte Zufuhr von NADH brachte ein Wunder zu-stande: Im Gehirn wurde wieder neues Dopamin produziert.

Das konnte Prof. Dr. Walter Birkmayer in mehreren wissenschaft-lichen Studien nachweisen. Es zeigte sich fast in jeder Studie: Bei etwa 80 Prozent der mit NADH behandelten Parkinson-Patienten gingen die Krankheits-Symptome entscheidend zurück. Das bestä-tigten auch einige Universitäts-Kliniken in Deutschland.

Die Einnahme der Nahrungsergänzung NADH ist völlig unbedenklich.

Doch nicht nur Prof. Dr. Walter Birkmayer war von NADH faszi-niert. Auch sein Sohn Prof. DDr. Jörg Birkmayer, der ebenfalls Arzt und Wissenschaftler wurde. Er erkannte sofort: Dieses Coenzym 1 ist ein Stoff, der in der Altersforschung, aber auch sonst auf vielen Ebenen unseres Lebens für die Menschen eine große Hilfe sein kann. Er begann sich intensiv mit der NADH-Therapie auf breiter Ebene zu befassen.

Vor allem machte er eine entscheidende Entdeckung: Es gelang ihm erstmals, was vor ihm keiner geschafft hatte, eine Tablette mit dem Wirkstoff NADH zu entwickeln, in der das NADH sta-bil blieb und leicht vom menschlichen Organismus aufgenommen werden konnte. Eine Nahrungsergänzung welcher er den Namen ENADA® gab.

Viele, welche die Bezeichnung NADH hören, denken vielleicht als erstes spontan an eine chemisches Medikament. Keine Spur! Dieses NADH wird aus einer ganz natürlichen Quelle gewonnen: nämlich aus Bierhefe, die ja reich an Vitamin B 3 ist. Natürlich muss da ein komplizierter biochemischer Produktionsprozess eingeleitet werden, der von einem technisch aufwendigen Verfahren begleitet wird.

Die erste Frage, die fast jeder stellt, der von seinem Arzt oder Apotheker die Empfehlung bekommt, NADH zu nehmen, lautet: Hat dieses Coenzym Nebenwirkungen, mit denen man rechnen muss? Die Antwort ist klar und deutlich: Die Einnahme der Nahrungsergänzung NADH ist völlig unbedenklich. Prof. DDr. Jörg Birkmayer hat das einmal in einem seiner Vorträge schmunzelnd formuliert: „Selbst eine Überdosierung bringt keine Nebenwirkungen, außer dass der Betreffende in seiner Libido etwas stimuliert wird. Es gibt wohl kaum ein Nahrungsergänzungsmittel, das einen so hohen Grad an Sicherheit hat."

NADH ist der einzig wahre Energielieferant!

Im Jahr 1990 gab es in Wien eine internationale Parkinson-Konferenz. Einer der namhaften Gäste war der Nobelpreisträger für Medizin, Prof. Dr. Sir John Eccles. Er war von dem, was er über das Coenzym 1 erfuhr, so beeindruckt, dass er ein beachtliches Statement abgegeben hat: „Die therapeutische Wirkung von stabilisiertem NADH ist meiner Meinung nach wesentlich wichtiger für die Menschheit als die Entdeckung der Antibiotika."

Sie werden beim Lesen festgestellt haben: NADH hat im Grunde genommen – verglichen mit anderen Vitalstoffen – eine kurze geschichtliche Vergangenheit.

Wie muss man sich das vorstellen: Wie wirkt NADH?

Ich hoffe, es ist mir bisher in diesem Buch gelungen, dass Sie erkannt haben: NADH ist ein ganz besonders wertvoller Stoff. Daher kann ich mir vorstellen, dass Sie wissen möchten: Wie wirkt dieses Coenzym 1 im Körper des Menschen? Welcher Mechanismus wird ausgelöst, wenn ich NADH in Form einer Nahrungsergänzung zu mir nehme? NADH erfüllte zwei große Aufgaben:

- Es steigert die Energie-Produktion in jeder Zelle.

- Es kann bereits geschädigte Zellen reparieren.

Im Grunde genommen sind das die beiden wichtigsten Maßnahmen, damit wir möglichst lange geistig und körperlich fit, aber auch gesund bleiben.

Wenden wir uns zuerst der Energie-Produktion im Körper zu. Jeder von uns weiß, dass wir aus der aufgenommenen Nahrung Energie tanken können. Doch was viele bisher nicht wussten: Dieser Vorgang wird erst durch das Eingreifen von NADH möglich. Es arbeitet dabei ganz eng mit den Kraftwerken – den Mitochondrien - in unseren Zellen zusammen. NADH erzeugt in den Mitochondrien unter Mitwirkung von Enzymen den Stoff ATP. Er fungiert als Abgabestelle von Energie. Wenn viel Energie angefragt und gebraucht wird, wird ATP abgebaut, muss daher von NADH wieder aufgebaut werden. Dieser Kreislauf muss Tag und Nacht reibungslos funktionieren, denn wir benötigen auch nachts, im Schlaf, Energie. Da müssen ja unsere „Batterien" neu aufgeladen werden, damit wir am nächsten Morgen voll fit in den Tag gehen können. Man kann sich allerdings vorstellen, wie intensiv in den Mitochondrien-Kraftwerken von NADH über ATP, Energie erzeugt wird, weil sie einfach gebraucht wird. Der Bedarf ist enorm hoch. Wenn wir beispielsweise eine lang anhaltende schwere körperliche oder geistige Aufgabe erfüllen müssen oder wenn wir Sport betreiben. Ist zu wenig NADH in den Zellen des Körpers, dann sieht es traurig aus, was die vorhandene Energie betrifft. Man kann deshalb mit gutem Gewissen sagen: NADH ist der einzig wahre Energielieferant.

An der Universität Graz hat man im Rahmen einer Studie eine sensationelle Entdeckung gemacht. Man hat isolierte Herzzellen im Labor mit NADH versorgt und konnte sehr rasch messen, dass um 30 Prozent mehr Energie vorhanden war. Mit anderen Stoffen war das nicht zu erreichen. Weitere Forschungen lassen in Graz darauf schließen, dass man mit NADH transplantierte Organe und Blutkonserven länger haltbar machen kann.

NADH stärkt und schützt alle unsere wichtigen Organe wie Herz, Hirn, Leber. Wenn in diesen Organen etwa Zellen geschädigt wurden, dann kann NADH sie reparieren. Das bedeutet, dass

NADH stärkt und schützt alle unsere wichtigen Organe wie Herz, Hirn, Leber!

Coenzym 1 vor einer Reihe von Krankheiten schützen kann. Die meisten Zellschädigungen geschehen durch den Angriff von freien Radikalen, hochaggressiven Schadstoffen aus der Umwelt, aber auch aus dem körpereigenen Stoffwechselgeschehen. Doch es gibt auch andere Schädigungen. Daher ist die Frage: Wie angegriffen darf eine Zelle sein, um von NADH repariert werden zu können?

Ein Experiment, das für unsere Zukunft entscheidend werden könnte, hat man an der Universität Guangzhou im Kanton Süd-China durchgeführt. Man hat im Labor isolierte Zellen gezielt mit radioaktiven Strahlen belastet. Die Folge: 95 Prozent der Zellen gingen kaputt. Danach wurden all diese Zellen mit NADH versorgt. Das Ergebnis: 70 Prozent der durch radioaktive Strahlen schwer geschädigten Zellen konnten wieder revitalisiert werden. Dieses Ergebnis hat unter den Wissenschaftlern der Universität großes Aufsehen erregt, weil man sofort begonnen hat, zu kombinieren: Wie hilfreich und rettend kann NADH bei einem Atomunfall sein?

Freie Radikale sind hoch aggressive Schadstoff-Moleküle!

In Wien setzt man diese Erfahrung aus China an einer Strahlenklinik an einem Krankenhaus der Stadt Wien ein: Patienten werden während der Strahlen-Therapie mit NADH versorgt. Man kann eindeutig erkennen: Dadurch wird ihre körperliche Leistungsfähigkeit gesteigert.

An der deutschen Universität Freiburg konnte man nachweisen: Die Reparatur von angegriffenen Zellen sowie die Steigerung von Energie in der Zelle ist bei Sportlern beachtlich. Sie kriegen durch NADH 25 Prozent mehr Energie. Das ist für einen Sportler ein ungeheures Plus. Zugleich konnte man auch einen deutlichen Anstieg der Hirnleistung beobachten. Das ist bei Freizeitsportlern nicht anders.

Wie schnell NADH wirkt, zeigt ein Versuch an der Universität Berlin. Man hat festgestellt, wenn Ratten NADH konsumieren, dann kann man im Gehirn bereits nach 20 Minuten mehr NADH messen. Das bedeutet für den Menschen: Man kann für geistige Fitness ganz schnell mit NADH Erfolge verzeichnen, weil es auch direkt ins Gehirn geht. Man kann also rasch die Aufmerksamkeit, die Konzentration und die geistige Reaktion verbessern.

NADH schützt uns vor Feinden, die uns frühzeitig alt und krank machen

Prof. Dr. John Weisburger, der ehemalige Präsident der amerikanischen Herzgesellschaft hat mir einmal lächelnd gesagt:" Ich möchte so jung wie möglich sterben. Aber das so spät wie möglich!" Und er hat damit ausgedrückt, was sich alle Menschen ab dem 40. Lebensjahr wünschen: Geistige und körperliche Gesundheit, Fitness und Vitalität bis ins hohe Alter. Nur dann macht Älterwerden richtig Freude.

Sie haben das sicher selbst schon in Ihrem nächsten Umfeld beobachtet. Da gibt es Mitmenschen, die wirken trotz vieler Lebensjahre weitaus jünger als sie wirklich sind. Bei anderen wieder, von denen man weiß, dass sie noch recht jung sind, wundert man sich, wie alt sie wirken. Und man fragt sich: Wie ist das möglich? Was ist das Geheimnis fürs Jungbleiben und fürs frühzeitige Altern? Längst hat sich daraus eine Wissenschaft entwickelt: Es ist die Anti Aging – Forschung. Namhafte Wissenschaftler arbeiten daran.

Und daher kennt man auch inzwischen die biologischen Geheimnisse vom Altwerden und Jungbleiben. Jeder Mensch wird ständig von feindlichen Substanzen bedroht, die uns frühzeitig alt und krank machen. Sie haben sicher schon oft den Namen dieser Feinde gehört, die unser Leben verkürzen und die Lebensqualität zerstören wollen. Das sind die sogenannten freien Radikalen. Die meisten von uns kennen den Begriff, können sich aber darunter nicht wirklich etwas vorstellen.

Freie Radikale sind hoch aggressive Schadstoff-Moleküle, die von außen aus der Umwelt auf uns zukommen. Sie können durch Umwelteinflüsse entstehen, aber auch Schadstoffe sein, die sich aus dem körpereigenen Stoffwechsel ergeben. Hier ein paar praktische Beispiele:

- Wenn an einem heißen Sommertag ein reiches Straßenverkehrsaufkommen zu beobachten ist, dann bildet sich aus den Auspuff-Gasen der Autos – kombiniert mit Industrieabgasen – das bodennahe Ozon, ein Gift, das sich beim Menschen in erster Linie auf die Atemwege schlägt, aber auch sonst alle Zellen schädigt und frühzeitig altern lässt.

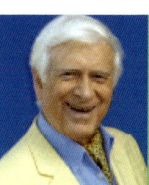

Prof. Bankhofer's
NADH-Tipp

Vor einer heiklen Fernseh-Diskussion lasse ich oft eine NADH-Lutschpastille unter der Zunge zergehen. Das unterstützt die Schlagfertigkeit.

- Wenn sich sonnenhungrige Menschen im Urlaub an südlichen Stränden in die pralle Sonne legen und dort „braten", dann entstehen im Körper ganze Heerscharen an freien Radikalen, die in unsere Körper ihr Unwesen treiben.

- Wenn jemand permanent unter Stress steht, produziert er ebenfalls freie Radikale.

- Dasselbe geschieht, wenn jemand maßlos Alkohol trinkt, Nikotin konsumiert oder viele Medikamente nehmen muss.

- Es gibt im Rahmen der Ernährung Angriffe durch freie Radikale: beim Genuss von Fleisch vom Holzkohlengrill, durch Nitrate und Nitrite sowie andere gefährliche Substanzen oder bestimmte Konservierungsstoffe in Nahrungsmitteln.

NADH hält die Freien Radikale im Zaum!

Freie Radikale sind verschiedene Verbindungen, die sehr schnell aggressiv werden und wahllos Zellen, Zellkerne und Zellwände angreifen. Dabei können sie die Entstehung von bestimmten Krankheiten auslösen, Gefäße schädigen, mitverantwortlich für Herzinfarkt, Schlaganfall, Parkinson, Alzheimer und Rheuma sein.

Die Frage ist nun: Warum sind diese Moleküle so aggressiv. Sie hassen ihre perfekte Umwelt, sind neidisch auf gesunde Zellen, weil sie selbst – entstanden aus Negativ-Material – nicht vollkommen sind. Ein amerikanischer Wissenschaftler hat die freien Radikale einmal als Molekül-Bruchstücke bezeichnet. Ihre Aggressivität rührt daher, dass sie nach einem fehlenden Teil suchen. Nach einem Elektron, das ihnen fehlt.

Nun gibt es in der Natur Kräfte, die uns vor den freien Radikalen schützen, die Ihnen Einhalt gebieten. Auch da haben Wissenschaftler ein Geheimnis gelüftet: Die Macht der Schutzstoffe, die man Antioxidantien nennt, beruht in den meisten Fällen auf der Tatsache, dass die Freien Radikale ein Elektron gespendet bekommen und damit die aggressiven Moleküle beruhigen und neutralisieren. Zu diesen Antioxidantien zählen die Vitamine A, C, E, das Provitamin Betacarotin, die Spurenelemente Eisen, Zink. Selen sowie viele Bioaktivstoffe aus Obst und Gemüse, zum Beispiel die Anthocyane aus Beeren sowie der rote Farbstoff Lycopin aus den Tomaten und Resveratrol aus der Haut der Weintrauben.

Alles Substanzen, die sich ideal für Anti Aging eignen, weil sie jene Kräfte im Körper ausschalten, die uns frühzeitig alt und krank machen.

Und da gehört eine Substanz unbedingt dazu, weil sie unsere Zellen schützt und bereits angegriffene Zellen reparieren kann.

Und das ist der Energie-Spender NADH. Er gilt seit vielen Jahren als Jungbrunnen für Körper und Geist.

Finden Sie nicht auch? Der tägliche Kampf mit Antioxidantien gegen die freien Radikale klingt sehr theoretisch. Ich möchte die verhängnisvolle Rolle der aggressiven Schadstoffmoleküle mit einem praktischen Beispiel aus dem Leben verständlich darstellen.

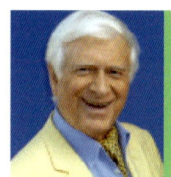

Prof. Bankhofer's
NADH-Tipp

Können Sie Stress meiden?
Das kann niemand.
Dafür gibt es NADH.
Es macht stressfest.

Das Ehepaar Mayer und das Ehepaar Müller wollen gemeinsam Urlaub im sonnigen Süden machen. Sie lassen ein Taxi kommen und fahren zum Flughafen. Auf dem Weg dorthin kontrolliert das Ehepaar Mayer Pässe und Ticket. Da beginnt das Drama. Während die Mayer alles dabei haben, stellen die Müllers fest: Sie haben Pässe und Tickets zuhause vergessen! Von diesem Moment an bauen Sie zwei Eigenschaften von freien Radikalen auf: Sie ärgern sich voll Neid, dass bei den Mayers alles in Ordnung ist. Und sie sind zornig, weil ihnen etwas Wichtiges fehlt. Sie steigen auf ein anderes Taxi um, rasen nach Hause, stürmen in die Wohnung, finden Pässe und Tickets nicht sofort, reißen Schrank-und Kastentüren auf, zerbrechen dabei Tafelgeschirr. Laden von Schränken fallen zu Boden. Es sieht furchtbar aus in der Wohnung. Das vernichtende Werk von freien Radikalen. Da geht die Türe auf und die Putzfrau kommt herein. Sie hat gerade im Badezimmer Pässe und Tickets gefunden. Sie agiert als rettendes Antioxidans und gibt somit den Müllers, den freien Radikalen, was sie sehnlich brauchen. Ohne die Putzfrau hätte das Ganze in einer Katastrophe geendet.

Können Sie sich jetzt die Rollenverteilung freie Radikale besser vorstellen?

Wenn ja, dann wird Ihnen auch klar, welch ungeheuer wichtige Rolle das Coenzym 1 NADH spielt. Speziell zum Schutz gegen feindliche Substanzen für Jungbleiben eignet sich das klassische NADH ohne jeden Zusatz am besten. Dazu gehört aber auch ein Klassiker: ENADA® Coenzym 1- NADH in Tablettenform zu je 7,5 Milligramm. Man schluckt davon morgens (Good morning ENADA®) 1 bis 2 Tabletten. Dazu gehört das NADH pur NXI10® zu je 20 Milligramm. Man zerbeißt fein 1 bis 2 Lutschtabletten täglich und lässt sie unter der Zunge langsam zergehen. NADH hält die Freien Radikale im Zaum, neutralisiert sie und kann obendrein Reparaturarbeiten in den Zellen verrichten. Reparaturarbeiten an Schäden, welche die Freien Radikale angerichtet haben und somit unsere Zellalterung fördern würden.

Neben der Einnahme von NADH im Rahmen eines Anti Aging - Programmes empfehle ich zusätzlich ein paar Lebensstil-Tricks anzuwenden.

- Gehen Sie bei der täglichen Nahrung sparsam mit tierischen Fetten um. Geben Sie Pflanzenölen den Vorzug wie etwa dem Olivenöl oder Rapsöl. Besonders wichtig fürs Jungbleiben sind die Omega-3-Fettsäuren aus dem Fisch.

- Essen Sie viel frisches Obst. Ganz besonders wichtig: Äpfel und Trauben. Sie enthalten große Mengen an Schutzstoffen gegen die „Freien Radikale". Eine wichtige Rolle spielt dabei das Polyphenol Resveratrol im der Schale der blauen Trauben, aber auch in einem kleinen Gläschen Rotwein.

- Sehr wichtig: Broccoli und erhitzte Tomaten. Das Sulforaphan aus dem Broccoli und das Lycopin aus der Tomate verhindern, dass altersbedingte Erkrankungen frühzeitig in Erscheinung treten.

- Wichtig fürs Jungbleiben: Knoblauch. Er hält unsere Blutgefäße elastisch, senkt einen zu hohen Cholesterinspiegel.

- Die Inhaltstoffe von Blatt- und Wurzelgemüse schützen Herz und Kreislauf vor zu hohen Homocystein-Werten.

- Sehr wichtig fürs Jungbleiben: jeden Tag 2 bis 3 Liter Wasser oder ungesüßten Kräuter-Tee trinken. Dadurch werden Gifte und Schadstoffe rasch ausgeschwemmt, und die Haut bleibt straff.

Das große Geheimnis: Man kann Jahre des Lebens dazu gewinnen und bleibt gesund, wenn man „Dinner-Canceling" macht: 2 bis 3 Mal die Woche nimmt man die letzte Mahlzeit um 16 Uhr ein. Danach darf man nur noch trinken, am besten Johanniskraut-Tee.

Das ist die beste Erholung, der optimale Jungbrunnen für alle Organe. Es wird reichlich Melatonin produziert. Und dieses Hormon bremst das Altern. Die Immunkraft wird gestärkt. Die Körpertemperatur wird gesenkt. Das ist wichtig für einen erholsamen Schlaf und für die Regeneration.

Einmal im Jahr - und zwar im Winter - sollte man eine Art „Winterschlaf" halten. Ziehen Sie sich in die Einsamkeit zurück: ohne Radio, ohne TV, ohne Nikotin, ohne Alkohol und Zucker. Sie sollten dabei viel schlafen und in der Natur spazieren gehen.

Äußerliche Maßnahmen: Pflegen Sie die Haut mit Cremes, Lotionen und Salben, die Vitamin E enthalten. Trinken Sie 2 Mal im Jahr eine Woche jeden Tag einen Liter Ziegenmilch oder Ziegenjoghurt. Die Substanzen Ubichinon (Q10) und Orotsäure wirken wie ein Jungbrunnen und unterstützen ideal das NADH.

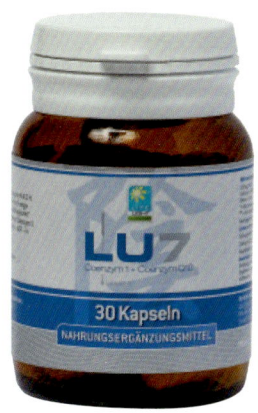

NADH macht uns stressfest und schützt vor dem Burnout Syndrom

Untersuchungen der Weltgesundheitsorganisation habe ergeben: Stress ist weit gefährlicher als bisher angenommen. Permanenter Stress kann im Laufe der Zeit zu Schlafstörungen, Fehlentscheidungen, zu schlechter Laune, depressiven Zustände, zu Eheproblemen, Übergewicht oder Untergewicht, zu Diabetes vom Typ II, zu Herzbeschwerden, Rückenschmerzen, Bandscheibenproblemen, zu Versagen im Beruf führen.

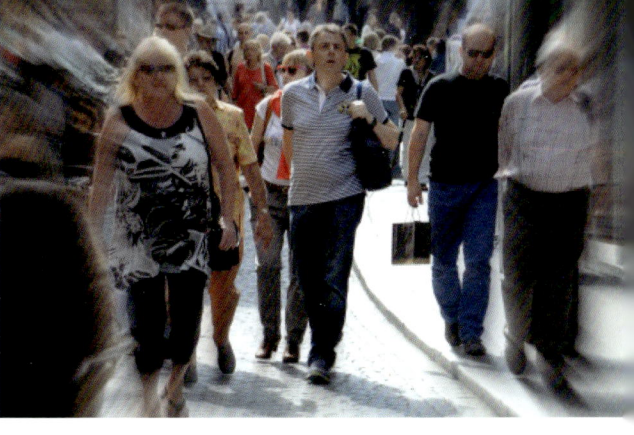

Fragen Sie ältere Menschen, die werden Ihnen bestätigen: Früher hat man das Wort Stress nicht gekannt. Das mag auch damit zusammenhängen, dass man noch mehr Ruhephasen hatte und sich nicht so vom Zeitdruck kommandieren hat lassen, wie das heute der Fall ist. Wir leben heute in einer ganz anderen Zeit. Lärm, Termindruck, Eile, Hast, die Arbeit am Computer, das Mobiltelefon, über das man permanent erreicht werden muss. Das alles stellt an Körper, Geist und Seele große Anforderungen. Allein das Fliegen ist ein Beispiel. Dazu gibt es eine schöne Geschichte: Als die Besitzer von Diamanten-Mienen in Südafrika beschlossen, die einheimischen Arbeitskräfte aus den umliegenden Urwald-Dörfern nicht mehr mit klapprigen Bussen sondern mit kleinen Flugzeugen an die Arbeitsstätten zu bringen, da passierte beim ersten Mal etwas Ungewöhnliches. Die Menschen stiegen taumelig aus den Maschinen aus und setzten sich zu Boden. Und als die Vorarbeiter die Männer aufforderten, rasch an ihre Arbeit zu gehen, da meinte einer der Urwaldbewohner noch unter dem Eindruck der schnellen Flugreise: „Das geht nicht. Wir müssen warten, bis unser Geist nachkommt!"

Das mag so manchem Geschäftsmann heute durch den Kopf gehen, wenn er morgens von Wien nach Hamburg fliegt, dort ein Meeting hat, gleich weiter nach Berlin düst, dort einen Vertrag abschließt und nachmittags ein Planungsgespräch in Düsseldorf absolviert. Kann das menschliche Gehirn - ganz abgesehen von der Lebensqualität - diesen Stress überhaupt verkraften? Wenn es nicht speziell mit natürlichen Kräften versorgt wird: Nein.

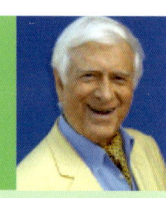

Prof. Bankhofer's
NADH-Tipp

Gegen NADH hat das Burnout Syndrom keine Chance.

Allein dieses Beispiel zeigt aber schon wieder das nächste Problem auf. Wir gehen im Allgemeinen davon aus: Stress kann nur jemand haben, der wirklich viel zu tun hat, der überfordert ist, einen vollen Termin-Kalender hat und große, verantwortungsvolle Entscheidungen treffen muss. Und genau das ist ungerecht. So darf man Stress und Stressbelastungen nicht sehen und werten. Aus dieser Sicht begeht man nämlich einen großen Fehler: Man belächelt eine ältere Dame, die sich im Supermarkt beim Einkaufen gestresst fühlt. Man macht sich über einen älteren Herrn lustig, der im Wartezimmer des Arztes Sprachprobleme vor Aufregung hat, weil drei andere Patienten ungerechterweise von der Sprechstundenhilfe vor ihm zum Arzt hineingerufen werden.

Wir sollten aber viel mehr bedenken: Stress ist eine höchst individuelle Angelegenheit. Man muss sich immer einen simplen Vergleich vor Augen halten: Was für den einen ein Ameisenhaufen, das ist für den anderen der Mount Everest. Stress ist für jeden von uns eine andere Dimension. Und wir müssen jedem seinen Stress zugestehen. Und wir müssen jedem klar machen, dass er etwas gegen seinen persönlichen Stress tun kann. Das Zauberwort heißt: NADH.
Wenn Sie in Ihrem Leben schon oft Stress-Situationen durchmachen mussten, die Ihnen nicht gut getan haben, dann haben auch Sie vielleicht schon den Rat bekommen: „Meide den Stress!" Das ist ja

wohl der dümmste Ratschlag, den man in der heutigen Zeit geben kann. Wir können den Stress nicht meiden, können ihm nicht entkommen. Er holt uns immer wieder ein.

Es funktioniert nur umgekehrt. Wir müssen uns stressfest machen. Und dabei kann NADH ein wertvoller Begleiter sein, der für uns das Problem Stress löst. Um die schützende Rolle von NADH bei Stress zu verstehen, muss man zuerst wissen: Was passiert im menschlichen Körper bei Stress? Im Gehirn werden die beiden Hormone Adrenalin und Dopamin ausgeschüttet. Sie sollen helfen, dass der stressbelastete Mensch sich rasch den Situationen anpassen kann. Kommt es zu oft zu solchen Stress-Situationen, dann sind die Hormonspeicher leer. Es können nicht genügend Hormone produziert werden. Das rächt sich bei dem Betroffenen mit Erschöpfung, depressiven Verstimmungen und all den anderen typischen Stress-Symptomen. Auch das Immunsystem wird durch den Stress geschwächt.

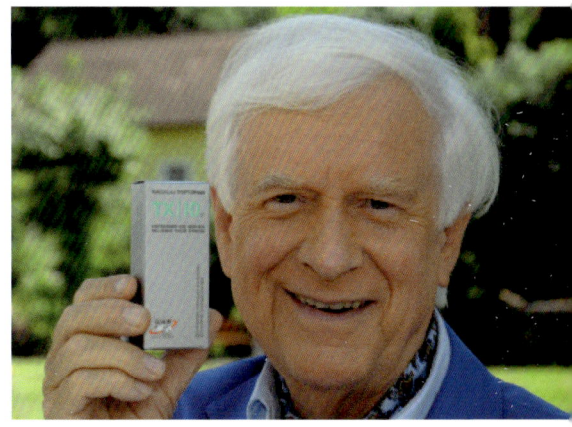

Und jetzt kommt das Coenzym 1 NADH ins Spiel. Wer sich mit NADH auf Stress-Situationen vorbereitet, der muss wissen: Das NADH liefert der Zelle nicht nur Energie. Es aktiviert den körpereigenen Aufbau von Dopamin und Adrenalin. Je mehr NADH vorhanden ist, desto mehr von den schützenden Hormonen werden hergestellt und auf Reserve gehalten. Das wieder bedeutet: Dank NADH können wir weit mehr Stress unbeschadet vertragen.

Speziell für das Stressfest-Machen eignet sich sehr gut eine Kombination von NADH mit Tryptophan in Tablettenform. Da geschieht nämlich Folgendes: Die beruhigende Aminosäure Tryptophan, die zum Beispiel auch in der Milch in kleinen Mengen enthalten ist, wird vom NADH in das Glückshormon Serotonin umgewandelt. Die Serotonin-Konzentration ist eine wichtige Grundlage für das Wohlfühlen. Und damit wird Stress leichter verkraftet. Das bedeutet: Wer in Stresssituationen mit NADH oder mit NADH und Tryptophan abgesichert ist, der empfindet großen Stress nicht mehr als so groß und hat damit eine bessere Lebensqualität. Die Kombination NADH mit Tryptophan - TXI10® (Lutschpastille), oder aber ENAZYM® Plus NADH + Tryptophan (Kapseln) bietet einen wirkungsvollen präventiven Schutz vor dem

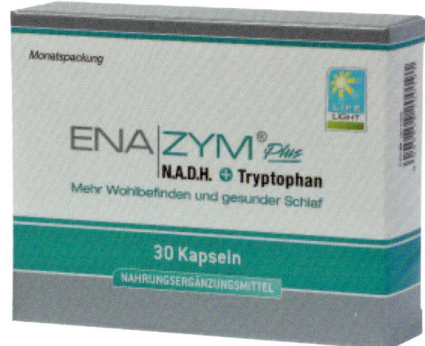

Burnout Syndrom, dem stressbedingten Zusammenbruch. Das Tryptophan wirkt beruhigend, entspannend, das NADH verhindert in der Entspannungsphase einen Energie-Abfall, hält den Körper in einer wunderbaren Energie-Balance. Die Regeneration des Körpers wird spürbar beschleunigt. Während es sich bei ENAZYM® Plus NADH + Tryptophan um klassische Kapseln handelt, legt man die TXI10® Lutschpastillen einfach unter die Zunge.

NADH – die beste Hilfe gegen den Jetlag

Seit NADH dafür entdeckt wurde, hat der Jetlag seinen Schrecken für viele Flugreisende verloren!

Egal, zu welcher Jahreszeit: Auf Grund unseres überaus wechselhaften Wetters gibt es von Januar bis Dezember immer Menschen, die in exotischen Ländern Urlaub machen, um dort Sonne, blauen Himmel und Sandstrand genießen wollen. Das ist allerdings jedes Mal mit einem Langstreckenflug verbunden. Und da gibt es für fast alle ein Problem. Das trifft natürlich auch auf Geschäftsreisende zu, die Besprechungen in den USA oder in Asien haben. Viele fühlen sich nach einem langen Flug wie gerädert, weil sie mit der Zeitverschiebung nicht zurechtkommen. Man spricht vom Jetlag. Wenn Sie landen, ist der Körper oft auf Nachtruhe programmiert. An ihrem Zielort aber ist ein strahlender Tag. Sie sind müde, gereizt, unkonzentriert, lustlos. Jet Lag ist ein Zustand, der das Denkvermögen, die Stimmung, die Aufmerksamkeit und Konzentrationsfähigkeit von Flugreisenden, die gegen die Uhr fliegen, entscheidend beeinflussen kann. Man setzt dagegen in der Medizin die Phototherapie ein, aber auch Präparate mit dem Schlafhormon Melatonin. Die Reisenden selbst versuchen es oft auf der einen Seite mit Aufputschmitteln, auf der anderen Seite mit Beruhigungsmitteln. All diese Möglichkeiten haben nur eine begrenzte Wirksamkeit und sind zum Teil nicht ganz unbedenklich. Die Naturmedizin bietet ebenfalls Rezepte gegen den Jetlag an: Riechen Sie immer wieder an einem Fläschchen mit Rosmarin-Öl oder Pfeffermin-

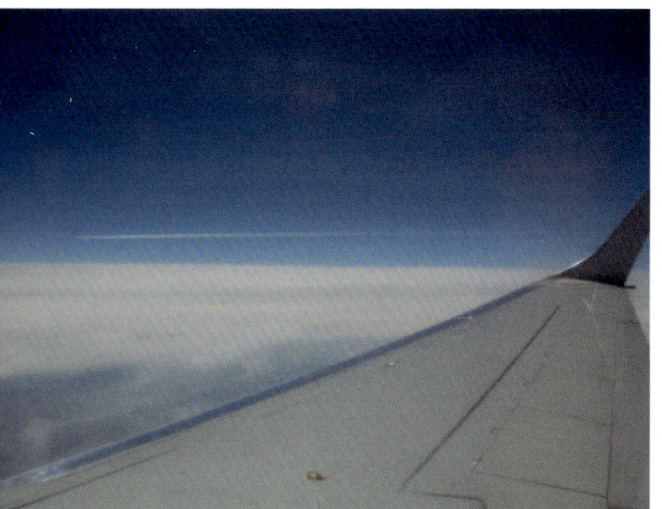

ze-Öl. Reiben Sie die Fußsohlen mit Rosmarin-Öl ein. Das macht fit. Sinnvoll ist es auch, Entspannungsübungen durchzuführen und wenig zu essen. Mit leichter Kost schafft man die Zeitumstellung besser. Verzichten Sie auf Alkohol und Kaffee im Flugzeug. Vor allem der Kaffee macht nervös.

Vor ein paar Jahren haben international angesehene Wissen-schaftler endlich eine wirkungsvolle Waffe gegen den Jetlag ge-funden. Es ist das Geheimnis unserer Lebens-Energie: die körper-eigene Substanz NADH. Der österreichische Wissenschaftler und Labormediziner Univ. Prof. Dr. Dr. Jörg Birkmayer hat gemeinsam mit dem deutschen Arzt und Wissenschaftler Doz. Dr. Herbert Schlachter und den amerikanischen Forschern Prof. Dr. G.G, Kay, Perof. Dr. E. Viirre und Prof. Dr. Johnatan Clark eine aufsehenerre-gende Jetlag Studie durchgeführt. Es war eine enge Zusammenar-beit der Georgtown Universität in Washington, der Universität von Kalifornien in San Diego und der NASA in Houston, Texas, Ein weitere Studie wurde anschließend von der Columbia Universität in New York durchgeführt. Man wollte die Wirkung des Jetlags auf die Schläfrigkeit und auf die Hirnleistungsfunktion sowie auf die Müdigkeit der Flugpassagiere messen.

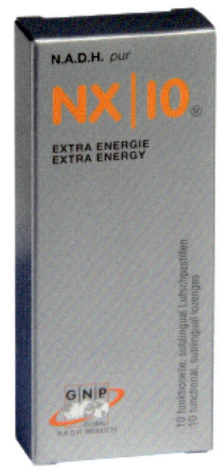

Die Placebo kontrollierte Doppelblind-Studie wurde mit gesunden Probanden - Frauen und Männern - durchgeführt. Das Training und das Basis-Testprogramm wurden an der amerikanischen Westküste in San Diego durchgeführt. Die Probanden wurden dann über Nacht über Phönix und Baltimore an die Ostküste nach Washington geflogen. Bei diesem Flug wurden vier Zeitzonen überquert. Am Tag der Ankunft un-terzogen sich die Teilnehmer der Studie Computer-Tests für Hirnleistung, Stimmung und Schläfrigkeit. Die Probanden waren in zwei Gruppen geteilt: Die einen bekamen 20 Milligramm NADH, die anderen Placebo-Tabletten.

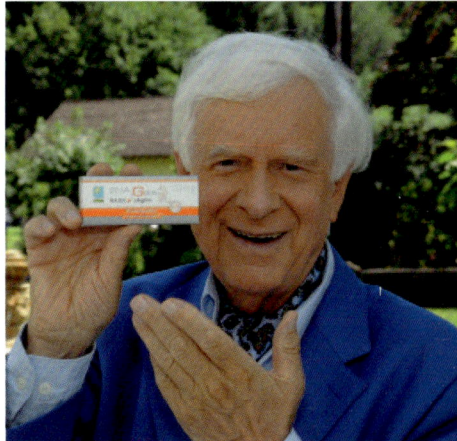

Das Ergebnis der Studie: Jene Flugpassagiere, die NADH genommen hatten, wiesen weit bessere Werte auf, was die Hirnleistung, die Müdigkeit und die Schläfrigkeit be-traf. Außerdem fühlten sie sich besonders wohl. Und es wurden keine Nebenwirkungen festgestellt. Damit hat die Medizin endlich eine Möglichkeit geschaffen, dass Vielflieger und Weitreisende gezielt etwas gegen den Jetlag und seine Folgen tun können. Die Ergebnisse der Studie wurden am internationalen Kongress für Flugmedizin in Rio de Janeiro im September 2000 und beim deutschen Kongress für Reise- und Flugmedizin in Berlin, ebenfalls im September 2000, erstmals der Öffentlichkeit vorgestellt.

Die Jetlag Studien haben zwei wesentliche Punkte aufgezeigt: Die Ergebnisse sind nicht nur für Flugpassagiere wichtig, sondern auch für all jene Menschen, die in den Ferien oder im Beruf lange Autofahrten durchführen und danach erschöpft und wie gerädert sind. Betroffen sind aber auch Nachtarbeiter, Schichtarbeiter, Ärzte, Krankenschwestern und viele andere Menschen in extremen Situationen.

- Speziell für diese Menschen ist es sinnvoll, dass sie NADH in einer schnell wirkenden Form nehmen können. Dafür wurde zu normalen Tabletten auch Lutschtabletten entwickelt, die man einfach unter die Zunge legt. Das ist die NADH pur - NXI10®. Sie löst sich dort in kürzester Zeit auf und wirkt innerhalb von 10 bis 20 Minuten. Diese Lutschtablette muss nicht wie die klassische NADH-Tablette auf nüchternen Magen genommen werden.

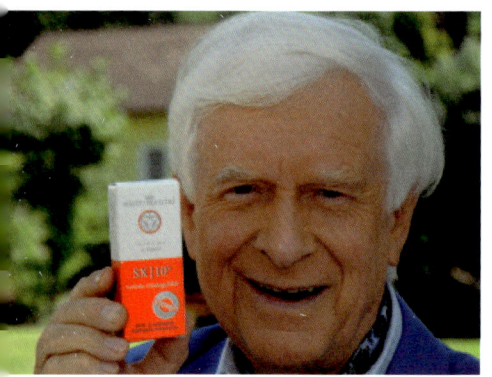

Speziell, wenn man NADH gegen den Jetlag einsetzt, hat es sich enorm bewährt, wenn man es mit der Aminosäure L-Arginin kombiniert. Das sind dann entweder die schnell wirkenden Lutschpastillen NADHplus L-Arginin (SXI10®) oder die ebenfalls schnell wirkenden Lutschpastillen ENA G® plus NADH+ L-Arginin. Die Kombination mit L-Arginin sollte man allerdings bereits längere Zeit - also mehrere Tage - vor dem Flug einzunehmen beginnen, weil sich der Arginin-Spiegel nicht so schnell auffüllen lässt.

Die Aminosäure Arginin fördert die Durchblutung im ganzen Körper, hilft dem NADH ganz gewaltig zur Behebung von Jetlag. Vor allem wird durch die verbesserte Durchblutung auch einer Thrombose-Gefahr auf weiten Flügen vorgebeugt.

Noch ein Tipp für einen weiten Flug: Trinken Sie während des Fluges keinen Alkohol. Er trocknet den Körper aus, weil er Flüssigkeit raubt. Im Flieger ist die Luft ohnehin sehr trocken, hat nur 10 Prozent Luftfeuchtigkeit. Daher ist das Trinken von stillem Wasser wichtig. Wasser mit viel Kohlensäure führt in den Flughöhen oft zu Blähungen.

Man kann mit gutem Gewissen sagen: Wer beim Flug und schon vorher NADH nimmt, wird die Reise viel besser und stressfreier meistern. Und wie gesagt: Die Kombination mit L-Arginin macht NADH auf Langstreckenflügen besonders Sinn.

Seit NADH dafür entdeckt wurde, hat der Jetlag seinen Schrecken für viele Flugreisende verloren.

Liebeskraft aus der Natur: NADH vermittelt wieder Spaß am Sex

Ich weiß nicht, wie Sie das Thema sehen. Aber, wenn man die Zeitschriften und Magazine durchblättert, wenn man im Fernsehen Talkshows verfolgt und die Aussagen von Prominenten analysiert, oder so manches Werbeplakat betrachtet, dann kommt man zu der Überzeugung, dass rundum alle sexbesessen sind und dass es heute zum guten Ton gehört, oft Sex zu haben. Da werden Bücher geschrieben und Diskussionen geführt: zum Thema Liebe vor der Ehe, Liebe im Alter, Liebe am Arbeitsplatz. Man hat den Eindruck, wir sind eine sexbesessene Gesellschaft, die Tag und Nacht an nichts anderes als an Erotik denkt. Das ist aber alles nur Fassade. Die Wirklichkeit weitab vom „öffentlichen" Sex sieht ganz anders aus. Fast jeder Zweite Erwachsene leidet unter Lustlosigkeit und sexuellen Störungen. Und daher sagt recht oft ein Partner zum anderen nach einer enttäuschten Liebesbegegnung im Bett: „Mach Dir nichts draus. Das kann jedem passieren!"

Ohne Dopamin könnte im Gehirn die Libido nicht geweckt werden!

Man weiß allerdings aus ärztlichen Ergebungen, dass die Lust im Bett sehr schnell in Frust umschlagen kann. Ursachen gibt es viele: permanenter Stress, berufliche Überforderung, eine Krankheit, Eifersucht, Schmerzen beim Sex.

Es gibt heute eine Reihe von chemischen Sex-Pillen. Es ist aber zu überlegen, ob man nicht zuerst Liebeskraft für das Wollen und Können aus der Natur nutzt.

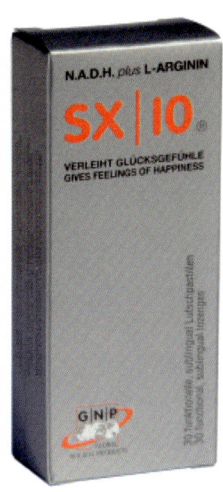

Und diese Liebeskraft heißt: NADH

Warum kann das Coenzym 1 auch in der Liebe helfen?
Ganz einfach: Die Lust für die Liebe entsteht im Kopf, im Gehirn. Das ist auch ein wichtiges Betätigungsfeld für NADH. Für nahezu alle sexuellen Impulse und Funktionen braucht der Mensch einen gewissen Vorrat an Glückshormon Dopamin. Wenn sich zwei Liebende küssen, abtasten und umarmen, werden in den Sexual-zentren des Gehirns Glückshormone produziert, besonders große Mengen an Dopamin. Die Glückshormone stimulieren wieder jene Nervenbahnen, die Mann und Frau für das Sex-Erlebnis vorberei-ten. NADH hat nun die positive Eigenschaft, dass es die Produk-tion von Dopamin stark erhöht. Das allein ist schon eine große Unterstützung der Libido.

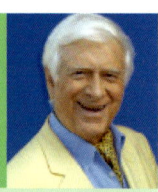

Prof. Bankhofer's
NADH-Tipp

Es gibt Tage, an denen man viel zu wenig Energie hat. An solchen Tagen braucht man als Begleiter und Energie-Lieferant NADH.

Das ist auch die Erklärung dafür: Wenn zu wenig Dopamin im Körper zur Verfügung steht, dann wird der Betreffende depressiv, lässt sich vom Stress überrollen und verliert seine Liebeslust und Liebeskraft. Hier kann NADH schon die erste Hilfe bieten: Wer ein bis zwei Stunden vor dem Sex NADH nimmt, hat man eine besser Laune, freut sich auf die Liebe und entwickelt ein gesundes Verlangen. Das kann man bei Frauen und Männern beobachten. In den USA hat sich bei wissenschaftlichen Befragungen gezeigt: Menschen, die für eine bessere Gehirnarbeit regelmäßig – meist täglich – NADH nehmen, haben keine sexuellen Probleme und berichten über ein erfülltes Liebesleben. Und das auch im vorge-rückten Alter. Das ist wichtig, denn Sex hat kein Ablaufdatum. Menschen über 60, die ein beglückendes Sexualleben haben, sind auch sonst vitaler und gesünder.

NADH ist aber auch sehr oft für die Liebe der Retter vor unange-nehmen Pannen. Viele Männer vor allem glauben nämlich, dass sie besser im Bett sind, wenn sie Alkohol – Sekt, Champagner oder Wein – getrunken haben. Sie denken, sie können damit die Leidenschaft erhöhen. In Wahrheit ist der Alkohol vor dem Sex ganz schlecht. Unter dem Einfluss von Alkohol wird nämlich der wichtige Aufbau des Geschlechtshormons Testosteron schwer be-hindert. Und mit jedem Glas Alkohol mehr schwinden die Chan-cen für einen erfolgreichen Sex. Besser also: kein Alkohol vor der Liebe.

Wenn es aber doch der Fall ist, dann kann NADH helfen. Eine Lutschpastille unter der Zunge schafft es in Kürze, dass vorhandener Alkohol schneller abgebaut wird und obendrein der Rückzug von Testosteron blockiert wird.

Doch es gibt noch eine Möglichkeit, einen erfolgreichen Sex zu erleben. Wenn man NADH mit der Aminosäure L-Arginin kombiniert. Das L-Arginin ist der Garant dafür, dass im Körper größere Mengen an Nitroxyd vorhanden sind. Je mehr L-Arginin zur Verfügung steht, desto mehr Nitroxyd kann der Körper produzieren. Wozu aber brauchen wir das Nitroxyd für die Liebe? Es sorgt dafür, dass mehr Blut für die Sexualorgane zur Verfügung steht. Wenn die optimal durchblutet sind, dann funktionieren sie auch besser. Das ist ganz logisch.

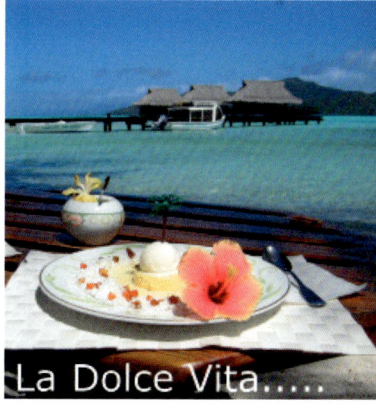

La Dolce Vita.....

Allerdings muss man mit dem Umgang mit L-Arginin in Verbindung mit NADH etwas wissen: L-Arginin bringt keine Sofort-Wirkung. Der körpereigene L-Arginin-Spiegel muss aufgebaut werden. Man muss daher L-Arginin mit NADH tagelang zuführen, um dann einen guten Einfluss auf die Bildung von Nitroxyd und auf die Liebe zu erleben. Wenn man potent und liebeslustig bleiben möchte, dann muss man die Kombination von NADH und L-Arginin über einen längeren Zeitraum zuführen.

Eine weitere sehr gute Grundlage für die Liebe ist entspanntes Glückgefühl. Und genau das baut die Kombination von NADH mit der Aminosäure L-Arginin auf. Man weiß auch warum. NADH und L-Arginin regen die köpereigene Produktion der Hormone Dopamin, Adrenalin und Serotonin an. Dopamin gilt ja speziell in Hinblick auf das Sexualleben als Glückshormon. Auf Grund dieser guten Stimmung wird die Lust und Freude auf die Liebe sehr gefördert. Ohne Dopamin könnte im Gehirn die Libido nicht geweckt werden.

Die Kombination NADH mit L-Arginin für guten Sex bis ins hohe Alter gibt es als Lutschpastillen „NADH plus L-Arginin SXI10®" oder als Lutschpastille „ENA G® plus NADH + L-Arginin". Interessant ist auch die Kombination NADH plus L-Arginin plus Maca, die es unter dem Namen ENAJOY® gibt, bringt gut Ergebnisse für ein gesundes, erfolgreiches Sexualleben. Die Wurzel der Maca-Pflanze, die man schon in der Inka-Zeit kannte und daher als Inka Maca bekannt ist, verfügt über enorme Energie. Maca vermittelt auf natürliche

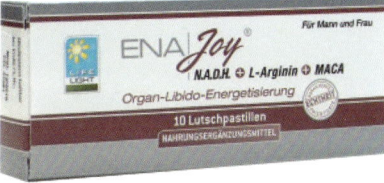

Weise Liebeskraft aus der Natur für Mann und Frau. Sie wird seit 700 vor Christi Geburt in den südamerikanischen Anden in Peru gebaut: und zwar in bestimmten Zonen von Zentral-Peru in etwa 3.500 bis 4.500 Metern über dem Meeresspiegel. Die Gegend ist durch den Maca-Anbau weltberühmt geworden. Die Bewohner dieser Gegend hüten Schafe, bearbeiten den feinen, weißen Ton aus den Bergen und bauen Maca neben Hafer, Papa Chiri und Mauna an. Maca gedeiht in Höhen, in denn sonst kein anderer Anbau mehr möglich ist. Daher ist die Pflanze mit ihren Wurzeln ein wichtiger Wirtschafts-Faktor in einer Gegend, wo große Armut herrscht.

Wir müssen künftig unser Gehirn vor den zunehmenden Umweltbelastungen und zahllose Schadstoffen schützen!

Der grüne Teil der Pflanze ober der Erde wird von den Bewohnern der Region seit Jahrhunderten als Gemüse in der Küche verarbeitet. Die Wurzeln gelten nur zum Teil als Nahrung, obwohl sie großen Nährwert haben. Sie werden vielmehr als Stärkungsmittel für den ganzen Organismus und für Rituale verwendet, die in Zusammenhang mit Fruchtbarkeit und Männlichkeit stehen. Die Maca- Wurzeln werden bei der bäuerlichen Bevölkerung auch bei Hochzeits-Zeremonien eingesetzt. Maca ist damit auch ein Stück Kulturgut in den Anden.

Die Maca-Wurzel enthält reichlich wertvolle Proteine, viel Eisen, Zink, Magnesium und Calcium, aber auch nahezu alle Vitamine. Dazu kommen insgesamt rund 300 Substanzen - Geruchstoffe, Farbstoffe und ätherische Öle -, die von Biochemikern zum Teil noch gar nicht analysiert wurden. Genau diese spezielle Zusammensetzung dieser Inhaltstoffe dürfte die enorme Wirkung auf die Liebeskraft des Menschen ausmachen.

Das Gehirn muss entgiftet werden: NADH und Algen schaffen das

Es ist über 20 Jahre her, da erregten einige amerikanische Wissenschaftler weltweit großes Aufsehen, weil sie erstmals forderten: „Wir müssen künftig unser Gehirn vor den zunehmenden Umweltbelastungen und zahllose Schadstoffen schützen! „Es war zuvor tatsächlich so, dass man im Zusammenhang von Umweltgiften immer nur sorgenvoll die Nieren, die Leber und die Atemwegen im Schutz-Visier hatte. Es gab einzelne Forscher, die eine Schreckensvision präsentierten: „Wenn wir unsere Gehirnzellen nicht von Schadstoff-Ablagerungen bewahren, werden viele Menschen in Anbetracht der zunehmenden Umweltbelastungen verblöden. Das wird jedoch so langfristig und schleichend geschehen, dass es kaum jemand merkt!"

Mich haben diese Meldungen damals schon beeindruckt und tief betroffen gemacht. Aber so richtig verstanden, wie sehr gefährlich Umweltgifte für unser Gehirn werden können, habe ich die Problematik erst durch Gespräche mit dem amerikanischen Wissenschaftler Prof. Dr. Steven Zeisel von der Universität von North Carolina. Er berichtete mir aus dem amerikanischen Alltag.

Wenn jemand übergewichtig ist und Tag für Tag im Straßenverkehr, aber auch durch ein Naheverhältnis zu Industrieanlagen Umweltschadstoffe und Gifte aufnimmt, dann setzen sich diese Gifte in den meisten Fällen im Fettgewebe am Bauch und in den Hüften ab. Dort sind sie relativ ungefährlich, können keinen Schaden anrichten, und ruhen als „Schläfer". Die Sache wird problematisch sobald so ein übergewichtiger Mensch abnehmen möchte. Entscheidet er sich für eine schnelle, extreme Diät, dann muss er damit rechnen, dass nicht nur die Fettpolster abgebaut werden. Auch die Schadstoffe und Gifte in diesen Fettdepots werden frei. Wenn man nun in dieser Zeit des Abnehmens reichlich Wasser trinkt, dann werden Gifte und andere Schadstoffe über die Blase aus dem Körper transportiert.

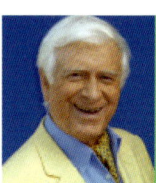

Prof. Bankhofer's
NADH-Tipp

NADH gibt nicht nur geistige und körperliche Kraft. Es entlastet das Gehirn und den Körper gleichzeitig auch von Giften und Schadstoffen.

Trinkt der Betreffende viel zu wenig, dann kommt es zu einer verhängnisvollen Entwicklung: Der Inhalt der Blase wird eingedickt. Die Schadstoffe werden nicht abtransportiert, kursieren im Organismus und suchen sich einen neuen Platz im Köper, wo sie sich wohlfühlen und ablagern können. Und das ist in sehr vielen Fällen – die Gehirnmasse. Und man kann sich denken, dass damit die geistige Aktivität massiv gestört wird. Forschungen haben gezeigt, dass man die Gifte aus dem Gehirn nur schwer wieder herausbekommt. Was ist die Folge von solchen Crash-Däten in den USA? Die betreffenden Menschen, die radikal abnehmen und zu wenig Wasser trinken, sind zwar nach einiger Zeit schlank – aber in ihrer geistigen Kapazität schwer beeinträchtigt.

Eines zeigt dieses Beispiel ganz deutlich: Unser Gehirn ist wie andere Organe auch von Schadstoffen bedroht. Über die Nahrung, über Luft und Wasser gelangen Schadstoffe in unseren Körper. Dazu muss man wissen: In den letzten 30 Jahren hat sich die

Bedrohung durch Umweltgifte und andere Schadstoffe um bis zu 50 Mal verstärkt. Das bedeutet: Unsere Feinde treten heutzutage in viel größeren Mengen auf. Daher müssen unsere Mechanismen zum Abwehren, Besiegen oder Neutralisieren dieser Feinde optimal funktionieren.

Da kann NADH eine große Hilfe sein. Es schützt uns vor den freien Radikalen, die ja ein Bestandteil von Umweltschadstoffen sind. Es kann beschädigte Zellen reparieren, stärkt damit das Immunsystem.

Sicher haben Sie sich auch schon gefragt: Warum nisten sich Gifte und andere schädlich Stoffe im Bauchfett und im Gehirn besonders gern ein? Die Antwort ist ganz einfach: Nicht nur der „Bauchring" ist nahezu pures Fett. Auch unser Gehirn besteht zu 70 Prozent aus Fett. Und Fett bindet Giftstoffe. Sie fühlen sich im Fett eingebettet besonders wohl. Doch während sie im Bauchfett keinen Schaden anrichten können, solange sie dort ruhen: Das Gehirn kann sehr wohl geschädigt werden. Daher haben Wissenschaftler in den letzten Jahren Forschungen angestellt, wie man Gifte und Schadstoffe so rasch wie möglich aus dem Gehirn wieder herausbringt.

Und dabei ist man auf eine geniale Lösung gestoßen: Das ist die Kombination von NADH mit der Spirulina-Alge. Keine Sorge: Die Spirulina-Alge hat mit Meeresverschmutzung nichts zu tun. Sie wird unter strengster Kontrolle in sauberem Wasser in speziell dafür gebauten Anlagen gezüchtet.

Die Vereinten Nationen und die World Health Organisation empfehlen Spirulina als sicher und nahrhaft für Kinder!

Die Spirulina Alge wurde bereits von den Azteken verwendet. In den letzten 20 Jahren setzen Millionen von Menschen in der ganzen Welt Spirulina Algen als Nahrungsergänzung ein. Die Vereinten Nationen und die World Health Organisation empfehlen Spirulina als sicher und nahrhaft für Kinder. Spirulina Algen sind eine vollwertige und preiswerte Alternative zu isolierten Vitaminen und Mineralstoffen. Sie enthalten die beeindruckenste Konzentration an Nährstoffen, die bislang in einem Nahrungsmittel, Pflanze oder Getreide gefunden wurde. Spirulina Algen bestehen zu 60 Prozent aus gut verdaulichem pflanzlichem Eiweiß. Sie enthalten die essentielle Fettsäure Gammalinolensäure, die Menschen, die nicht gestillt wurden, fehlt. Spirulina Algen enthalten wichtige Glykonährstoffe. Das sind natürliche Pflanzenzucker. Die Spirulina Algen enthalten außerdem ein ausgewogenes

Spektrum an Aminosäuren, reinigendem Chlorophyll und dem blauen Farbstoff Phycocyanin. Speziell in der Kombination mit NADH spielt das Chlorophyll der Spirulina-Alge eine bedeutende Rolle. Es kann Gifte aus der Leber holen und kurbelt damit einen Entgiftungsprozess im ganzen Körper an. Das Chlorophyll dringt tief ins Fettgewebe, daher auch ins Gehirn und bindet dort Gifte und andere unerwünschte, störende Stoffe. NADH und die Spirulina-Alge sind ein Spitzen-Team mit einem enormen Entgiftungspotential. Die Kombination der beiden Kräfte gibt es unter der Bezeichnung NADH plus Spirulina AXl10®. Diese Kombination fördert übrigens auch die Produktion von Abwehrzellen und stärkt auf diese Weise die natürlichen Immunkräfte. Dazu tragen auch Zink, Selen, Betacarotin und Mangan aus der Spirulina-Alge bei. Das Chlorophyll hat aber noch einen Vorteil: Es sorgt dafür, dass der eingeatmete Sauerstoff schneller ins Gehirn kommt und dort auch besser genutzt wird. Auf diese Weise machen NADH und Spirulina einen klaren Kopf.

Darum sind das NADH und Spirulina für die Leber wichtig

Die Leber ist die Entgiftungszentrale in unserem Körper. Sie ist die Haupt-Anlaufstelle für Schadstoffe und Umweltgifte, die rasch wieder abtransportiert werden müssen. Dabei spielt die Belastung von zu vielen Medikamenten und natürlich auch von Alkohol eine bedeutende Rolle. Man muss wissen, dass man mit jedem hilfreichen Medikament auch Substanzen aufnimmt, welche die Leber belasten. Das ist bei der riesigen Menge an Schmerzmitteln, die – oft ohne ärztliche Kontrolle – eingenommen werden besonders bedeutsam. Und jeder, der regelmäßig zu viel Alkohol konsumiert, weiß das erst recht.

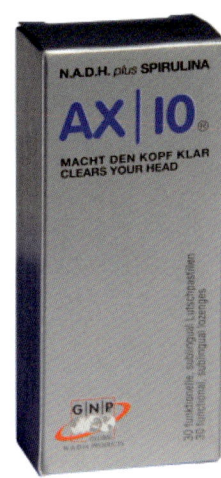

Daher ist es wichtig zu wissen: Der Entgiftungs-Mechanismus von NADH und Spirulina im Team sollte auch zur Unterstützung und Entlastung der Leber eingesetzt werden. Nehmen Sie mehrmals im Jahr kurmäßig NADH plus Spirulina. Die entgiftende Wirkung der Spirulina-Alge habe ich genau erklärt. Das trifft auch auf den Abbau von Alkohol zu. Beim NADH ist für den Abbau des Alkohols aus der Leber ein Enzym zuständig: Es trägt den Namen Dehydrogenase. NADH sorgt dafür, dass genügend Deydrogenase zur Verfügung steht. Das ist besonders für Frauen wichtig, die von Natur aus zu weniger Dehydrogenase als Männer haben und daher weniger Alkohol vertragen.

NADH und die Spirulina-Alge sind ein Spitzen-Team!

Ich habe lange überlegt, ob ich das im Buch Ihnen, liebe Leserinnen und Leser, sagen soll oder nicht. Ich möchte nicht, dass der beschleunigte Alkoholabbau durch NADH und Spirulina so manchen zu dem Gedanken verleitet: „Da kann ich meine Sünden entschärfen!" In erster Linie hat jeder die Verpflichtung sich selbst gegenüber so wenig Alkohol wie möglich zu konsumieren, denn Alkohol greift das Gehirn und de Leber an. Da aber die Medikamente- und die allgemeine Umweltbelastung ebenfalls die Arbeit der Leber erschweren, sollte man Kuren mehrmals im Jahr eine Kur zur Entlastung und zum Schutz der Leben machen, sollte aber zugleich in Hinkunft verantwortungsvoller mit Tabletten und Alkohol umgehen.

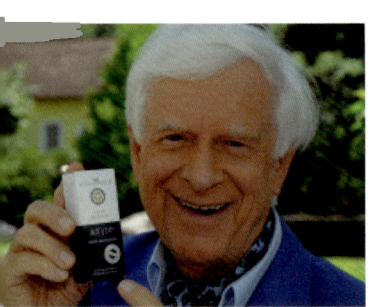

Wenn jemand eine bakterielle Infektion hinter sich hat, wenn er regelmäßig über Hautausschläge klagt, so ist sicher ein guter Anlass, mit NADH und Spirulina eine Entgiftungs-Kur einzuleiten.

Die Kombination NADH plus Spirulina AXI10® gibt es schnelle Lutschpastille. Dadurch können die Wirkstoffe sofort über die Mundschleimhäute aufgenommen und an Leber und Hirn weitergeleitet werden. Bei Kapseln oder Tabletten, die man schlucken müsste, würde es erst nach zwei bis drei Stunden zu einer Wirkung. Die Lutschpastille wirkt innerhalb weniger Minuten.

NADH, wenn im Winter die Lebensenergie fehlt

Sie haben das sicher auch schon erlebt: Es gibt speziell in der kalten Jahreszeit Tage, da hat man einfach keine Energie, ist von morgens bis abends erschöpft. Das schlägt enorm auf die Laune, auf die Leistungsfähigkeit und auf die Immunkraft. Und mancher hat sich schon gewünscht:

• Ich hätte gern ein natürliches Mittel, das mich mit neuer Energie versorgt! Das ist mit der Entdeckung des Coenzyms 1 NADH möglich geworden. Speziell in den kalten Monaten wissen viele dieses Geheimnis der Lebensenergie zu schätzen.

NADH erfüllt da viele Aufgaben:

- NADH stärkt unsere natürlichen Abwehrkräfte, schützt uns daher vor Infektionen in der kalten Jahreszeit.

- Es schützt den gesamten Organismus gegen Umwelt-Schadstoffe, die durch Abgase im Straßenverkehr und durch Hausbrand im Winter verstärkt auftreten.

- NADH aktiviert unser Adrenalin und unser Dopamin, Botenstoffe, die für unsere geistige Aktivität notwendig sind, die uns aber auch vor geistig-körperlicher Erschöpfung schützen und unser positives Denken beeinflussen.

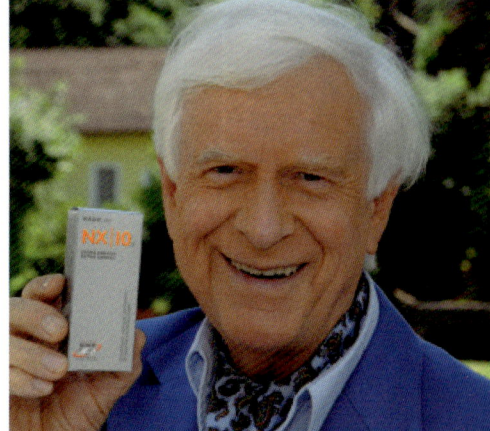

- Zugleich hilft NADH, dass unser Gehirn um Jahrzehnte länger jung bleibt. Außerdem kann NADH bereits angegriffene Körperzellen - auch Gehirnzellen - reparieren. In der kalten Jahreszeit ist der Bedarf besonders groß. Das ist ja auch die Zeit, in der sich viele nicht wohl fühlen, verschiedene Beschwerden haben.

- In den dunklen Monaten ist die Gefahr für depressive Zustände größer als im Sommer. Hier kann NADH im Gehirn durch eine verstärkte Produktion von Glückshormonen helfend eingreifen.

- NADH bremst das Altern. Die kalte Jahreszeit fördert das frühzeitige Altern, allein durch verstärkte Faltenbildung in trockenen, überheizten oder klimatisierten Räumen. Daher kann NADH einen Ausgleich schaffen.

Zum Start in einen düsteren Wintertag eignet sich wunderbar die klassische Version: man nimmt morgens auf nüchternen Magen eine oder zwei Tabletten zu je 7,5 Milligramm ENADA® Coenzym 1- NADH oder eine Lutschpastille NADH pur mit 20 Milligramm NADH, unter die Zunge gelegt.

Wo wird das NADH im menschlichen Körper gezielt für Gesundheit, Fitness und Vitalität benötigt? Unser Organismus braucht NADH in erster Linie im Hirn, im Herzen und in den Muskeln. Nun ergibt sich die Frage: Warum hat unser Organismus heute einen oft so gravierenden Mangel an NADH? Warum müssen wir die Substanz zuführen? Die Antwort gibt unsere moderne Zeit: Wir benötigen heute mehr NADH, weil wir viel Energie gegen Stress, Umweltschadstoffe und andere Belastungen benötigen. Vor allem in der kalten Jahreszeit. Überall dort, wo zu wenig NADH im Körper zur Verfügung steht, kann es zu Schäden, zu vorzeitigem Altern und zu Krankheiten führen.

In den USA wird NADH schon seit einigen Jahren mit großem Erfolg in der düsteren Jahreszeit angewendet: als Energie- und Kraftsubstanz gegen Stress, Nervosität, chronische Müdigkeit, Leberprobleme, Herzschwäche, Depressionen, Erschöpfung und Immunschwäche. Ohne Nebenwirkungen. Es kann daher an tristen Wintertagen neue Kraft gegen Stress und Antriebslosigkeit geben, kann zugleich die Stimmung verbessern. Kombiniert mit Bestrahlungen durch eine Vollspektrumlampe ist NADH eine wertvolle Waffe gegen die Lichtmangel-Depression. Das ist jener Gemütszustand, in den viele Menschen verfallen, wenn wochenlang keine Sonne scheint, wenn Nebel und Dunkelheit den Tag regieren. Da bringt NADH Licht ins Dunkel des Gemütes.

Zeitkrankheit Schlafprobleme: NADH, die natürliche Lösung

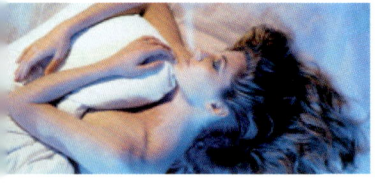

Das Schlaf-Verhalten der Europäer hat sich in den letzten 20 Jahren verändert. Das macht vielen Ärzten Sorgen. Denn immer mehr Menschen leiden an Schlafmangel. Die durchschnittliche Schlafzeit hat sich um eine ganze Stunde verringert. Haben die meisten von uns in den Jahren 1980 bis 1985 noch runde 8 Stunden nachts im Bett verbracht, so sind es heute nur noch knappe 7 Stunden, bei einer Reihe von Frauen und Männer noch viel weniger. In manchen Haushalten kommen Berufstätige oft auf nur 5 Stunden Schlaf pro Nacht. Wissenschaftler betonen: Damit steigt das Risiko für eine Reihe von Zivilisationskrankheiten und für frühe Sterblichkeit. Ganz zu schweigen von den Folgen menschlichen Versagens bei der Arbeit und am Steuer des Autos. Warum aber schlafen die Menschen zu wenig? Sind es neue, andere Lebensgewohnheiten? Sind es Schlafstörungen? Wieweit kann der Schlafmangel die Gesundheit beeinträchtigen? Und was kann man gegen das Problem tun?

Schlaf ist ein unverzichtbarer Bestandteil des Überlebens. Wenn man auf ihn verzichten könnte, hätte sich die Evolution dieses Bewusstsein Zustandes, in dem wir verwundbar und scheinbar unproduktiv sind, sicherlich schon lange entledigt. Der Schlaf ist ein wesentlicher Begleiter des Menschen und hat diesen immer schon fasziniert. Wir wissen heute, dass sich der Organismus im Schlaf massiv regeneriert, dass er neue Kräfte für den nächsten Tag aufbaut und dass das Gehirn alles tagsüber Gehörte und Erlernte - wie in einem Computer - in Dokumente und Ordner eingibt, damit alles jederzeit wieder abrufbar ist. Für unsere geistige Fitness ist Schlaf sehr wichtig.

In alten Zeiten hat man gedacht, Schlaf ist dem Todeszustand ähnlich und weist einen verminderten Hirnzustand auf. Dabei sind im Schlaf manche Hirnfunktionen aktiver als tagsüber.

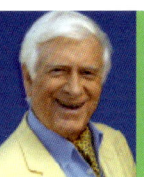

Prof. Bankhofer's
NADH-Tipp

Wollen Sie nach einem arbeitsreichen Tag sanft und entspannt in den Schlaf getragen werden? NADH kann das.

Die Frage ist nun: Sind es immer nur Schlafstörungen, die schuld daran sind, dass die Menschen weniger schlafen als früher? Keineswegs. Viele Menschen arbeiten bis spät in die Nacht. Andere wieder schauen viel zu lange fern. Oder sitzen bis spät in die Nacht am Computer, um Spiele zu spielen oder im Internet zu surfen. Läden, Vereinslokale und Kinos haben immer länger geöffnet. Je mehr Unterhaltungsmöglichkeiten und Freizeitangebote es für die Menschen 24 Stunden rund um die Uhr gibt, desto weniger ernst nehmen viele von uns den Schlaf. Viele schlafen heute längst nicht mehr die notwendigen 7 bis 9 Stunden.

Man schätzt, dass 20 Prozent der Bevölkerung weniger als 6 Stunden schlafen. Und da wachen viele zwischendurch auch noch auf und werden im Schlafen gestört. Internationale Schlafforscher haben herausgefunden: Jeder zweite Mitteleuropäer hat Schlafstörungen. Oft sind Probleme in der Familie und am Arbeitsplatz die Ursache. Bei 10 Prozent der Bevölkerung sind die Störungen so massiv, dass Sie einer ärztlichen Therapie bedürfen.

Zu wenig Schlaf kann sich negativ auf die Gesundheit auswirken. Man ist anfälliger für Erkältungen, bekommt oft hohen Blutdruck und leidet unter Gedächtnisstörungen. Das Risiko für Herz-Kreislauf-Erkrankungen steigt. Menschen, die zu wenig schlafen, fühlen sich tagsüber müde, erschöpft, kraftlos. Sie sind reizbarer, verursachen im Straßenverkehr schneller Unfälle. Rund 25 Prozent der Verkehrstoten auf der Autobahn sind die Folge von zu wenig

Schlaf und Müdigkeit am Steuer. Es kann aber auch durch zu wenig Schlaf zu Nervosität, zu depressiven Stimmungen kommen. Außerdem: Schlafmangel macht dick. Der Organismus versucht Mangel an Schlaf durch verstärkten Hunger und verstärkte Nahrungsaufnahme auszugleichen.

Es gibt kleine Tricks, mit denen man ein Schlafdefizit verhindern kann. Planen Sie den Schlaf in Ihren Tagesablauf ein. Geben Sie ihm Bedeutung. Arbeiten Sie nur so viel, wie es die Zeit bis zum geplanten Schlaf erlaubt. Gehen Sie nicht erst schlafen, wenn Sie mit der Arbeit fertig sind.

Gehen Sie jeden Tag zur selben Zeit schlafen. Stehen Sie zur selben Zeit auf. Sie fördern damit den Schlaf-Wach-Rhythmus und verhindern, dass der Schlaf als Stiefkind betrachtet wird. Am Wochenende kann man mit Länger-Schlafen ein gewisses Schlafdefizit ausgleichen.

Essen Sie abends nicht zu große Mengen an Nahrung. Die beste Lösung für einen gesunden Schlaf: Ein leichtes Abendessen 2 - 3 Stunden vor dem Zubettgehen. Sehr fette und stark gewürzte Speisen sind oft die Ursache für einen schlechten Schlaf. Zuviel Flüssigkeit kurz vor dem Zubettgehen stört den Schlaf, weil man öfter mal raus muss.

Meiden Sie abends Nikotin, Koffein und Alkohol. Vor allem Nikotin und Koffein sind anregende Substanzen, die Sie am Schlafengehen hindern. Es dauert oft Stunden, bis diese Stimulanzien abgebaut sind. Alkohol beruhigt zwar. Doch die Erfahrung zeigt, dass man mit Alkohol-Konsum länger auf bleibt und zu wenig schläft.

Schlaf ist ein unverzichtbarer Bestandteil des Überlebens!

Es gibt aber auch „Feinde" im Schlafzimmer, die uns am entspannten Einschlafen- und Durchschlafen hindern:

- Viele haben in dem Raum, in dem sie schlafen, keine Vorhänge, keine Jalousien. Sie werden die ganze Nacht von einer Leuchtreklame am Haus gegenüber gestört. Oder von einer Straßenbeleuchtung und den Scheinwerfern vorbeifahrender Autos.

- Es gibt auch Menschen, die lassen die ganze Nacht im Zimmer eine kleine Notbeleuchtung im Nachttisch brennen. Das alles ist ganz schlecht. Im Schlafzimmer muss es dunkel sein. Ein Ärzteteam am National Institute für Gesundheit in Bethesda, USA, nachgewiesen: Licht während des Schlafes stört den Tag- Nacht- Rhythmus des Menschen. Das Licht verhindert die Produktion von genügend vom Hormon Melatonin, das wir zum Schlafen brauchen.

- Auch Streit stört das entspannte Einschlafen. Darum sollte man darauf achten, dass man vor dem Zubettgehen weder Zank noch bösen Diskussionen hat. Der Mensch braucht für einen gesunden Schlaf beim Einschlafen Harmonie. Man muss daher auch lernen, die Tagessorgen vor der Schlafzimmer-Türe zu lassen. Und schon ein altes Sprichwort sagt: Man sollte niemals im Streit zu Bett gehen, sondern immer versöhnt.

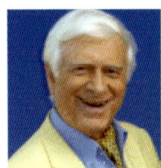

Prof. Bankhofer's
NADH-Tipp

Ist Ihnen oft von innen her so richtig kalt? Das ist Energie-Mangel. Mit NADH passiert Ihnen das nicht mehr.

Ein großer Feind des erholsamen Schlafes ist permanenter Stress. Dagegen gibt es einfache Übungen, die man vor dem Zubettgehen machen sollte. Zum Beispiel: Die Finger beider Hände ineinander verzahnen und die Handballen reiben, bis sie warm werden.

Es gibt eine Reihe von natürlichen Rezepten und Maßnahmen für ein besseres Einschlafen.

- Vor dem Zubettgehen ein paar Mal barfuß durch die Wohnung laufen.

- Massieren Sie intensiv die Fußsohlen, ehe Sie sich hinlegen.

- Hier ein Akupressur-Griff zum besseren Einschlafen: In der Handgelenkfalte, genau in der Höhe des kleinen Fingers in einem kleinen Grübchen befindet sich der Energie-Punkt H 7. Dort drücken Sie mit dem Daumen der anderen Hand und massieren in kreisenden Bewegungen 1 bis 2 Minuten lang. Abwechselnd die rechte und dann die linke Hand.

- Man sollte im Schlafzimmer nicht rauchen, sollte vor dem Zubettgehen gründlich lüften, damit man in guter Luft ins Bett geht. Raucher sollten 2 Stunden vor dem Zubettgehen grundsätzlich nicht mehr rauchen.

- Extrem duftende Blumen haben im Schlafzimmer nichts zu suchen.

Wer Einschlaf- und Durchschlafprobleme hat, der sollte wissen, wie es dazu kommt und vor allem wie die Schlafbereitschaft entsteht. Amerikanische Forscher haben den Regelkreis entdeckt: Während der Wachphase am Tag wird im Gehirn extrem viel Energie verbraucht. Und wie bei allen Stoffwechselvorgängen entstehen dabei Abfallprodukte. Eines davon ist das Adenosin, der „Stoff, aus dem der Schlaf" entsteht. Dieses Adenosin dockt an spezielle Moleküle - die sogenannten A 1-Rezeptoren - an, die von Schlafforschern auch als „Müde-Schalter" bezeichnet werden. Je stärker sich das Gehirn im Wachzustand anstrengen muss, desto mehr Adenosin entsteht. Immer mehr A 1-Rezeptoren werden besetzt. Die Müdigkeit nimmt zu. Dieser Mechanismus schützt das Gehirn vor Überanstrengung. Die Folge: Man schläft harmonisch ein.

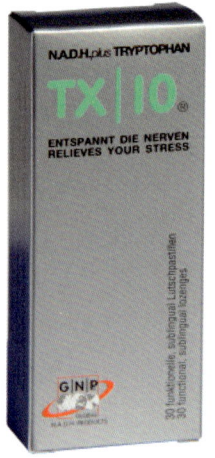

Die Überlegung der Forscher war nun: Es wäre ideal, wenn man bei Schlaflosigkeit einfach Adenosin zuführen und damit einen gesunden Schlaf einleiten könnte. Das geht aber nicht, weil die Substanz instabil ist. Und synthetische Schlafmittel bringen gar nichts. Weil sie vom „Schlafschalter" gar nicht wahrgenommen werden. Nur natürliche Substanzen haben hier eine Chance.

Es gibt einen einfachen Weg, den Schlaf auf natürliche Weise einzuleiten. Das Zauberwort lautet: NADH. Das Coenzym 1 entspannt die Nerven und leitet nach einem Tag voll Konzentration eine angenehme Schlafphase ein.

Ich konnte das selbst zahllose Male an mir beobachten. Ich habe 18 Jahre lang Sonntag für Sonntag bei einem deutschen Fernsehsender das Medizin-Magazin „Spektrum Gesundheit" moderiert. Aus finanziellen Gründen haben wir an einem Tag drei bis vier Sendungen in München aufgezeichnet. Um die vielen Stunden geistig und körperlich topfit zu sein, habe ich morgens 20 Milligramm NADH genommen. Das war ein großartiger Energie-Schub, der mir den ganzen Tag Kraft gegeben hat. Ich konnte auch um 18 Uhr noch strahlend in die Kamera sagen „Herzlich willkommen, liebe Zuschauer...!" Ich erinnere mich noch amüsiert daran, dass unsere junge Maskenbildnerin, die vor Müdigkeit fast am Umkippen war, bewundernd zu mir sagte: „Wie Du nach der vielen Arbeit um diese Zeit noch so in die Kamera lächeln kannst: Alle Achtung."

Nachdem ich NADH das erste Mal zugeführt hatte, fürchtete ich, dass ich nach einem erfolgreichen Tag kraftlos zusammenknicken würde, erschöpft und ausgebrannt. Und genau das ist nicht geschehen. Ich war angenehm müde und fand mich in einem absoluten Wohlfühlzustand. Kein Wunder: Ich schlief vollkommen entspannt ein und fühlte mich am nächsten Morgen wie neu geboren. Ich spürte fast, wie das NADH den „Schlafschalter" im Gehirn erreichte und betätigte.

Inzwischen haben Wissenschaftler das NADH für einen harmonischen Schlaf mit einer interessanten Kombination aufgerüstet: nämlich mit Tryptophan, Taurin und Ginseng.

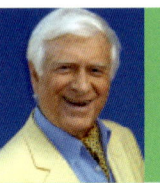

Prof. Bankhofer's
NADH-Tipp

Wenn ich an einem Tag oft eine ganze TV-Magazin- Sendung mit Gästen und vielen Rezepten drehe, dann stärke ich meine Konzentration mit NADH.

Tryptophan ist eine essentielle Aminosäure, die jeder Mensch im Körper hat und die wir mit der täglichen Nahrung – zum Beispiel mit Milchprodukten – zu uns nehmen. Wir brauchen Tryptophan zum Aufbau von Zellprotein, aber auch zur Produktion des Glückshormons Serotonin. Und das Serotonin ist ein natürlicher Förderstoff für den Schlaf. Dazu muss man wissen: Wir verbrauchen den ganzen Tag viel Serotonin. Doch ebenso viel benötigen wir auch nachts im Schlaf, wenn wir abenteuerliche, spannende und aufregende Träume haben. Wir erwachen daher am nächsten Morgen mit einem enormen Serotonin-Defizit. Wir brauchen aber Serotonin für unser Wohlbefinden. Es macht daher Sinn, mit dem NADH Tryptophan zuzuführen, weil dann genügend Serotonin zur Verfügung steht.

Man hört das oft bei Betroffenen, die jahrelang Einschlaf-Probleme hatten und nach dem Einsatz von NADH mit Tryptophan hoch erfreut berichteten: „Ich schlafe jetzt phantastisch ein und bin dann aber auch den ganzen Tag vollfit, obwohl ich weniger Stunden schlafe als früher..."

Das ist ein Vorteil für Menschen, die zeitweise wenig Schlaf konsumieren. Mit NADH kann kurzer Schlaf besser genutzt werden. NADH verhindert eine Übermüdung.

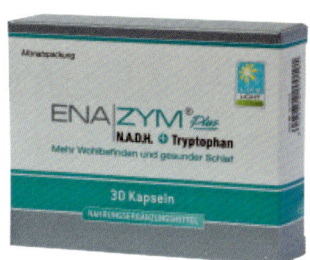

Warum enthält die Kombination NADH mit Tryptophan auch noch Taurin? Es handelt sich dabei um eine natürliche Aminosulfonsäure, die wir im Organismus haben und die in erster Linie auf Muskeln und Nerven einwirkt, die aber auch als starkes Antioxidans

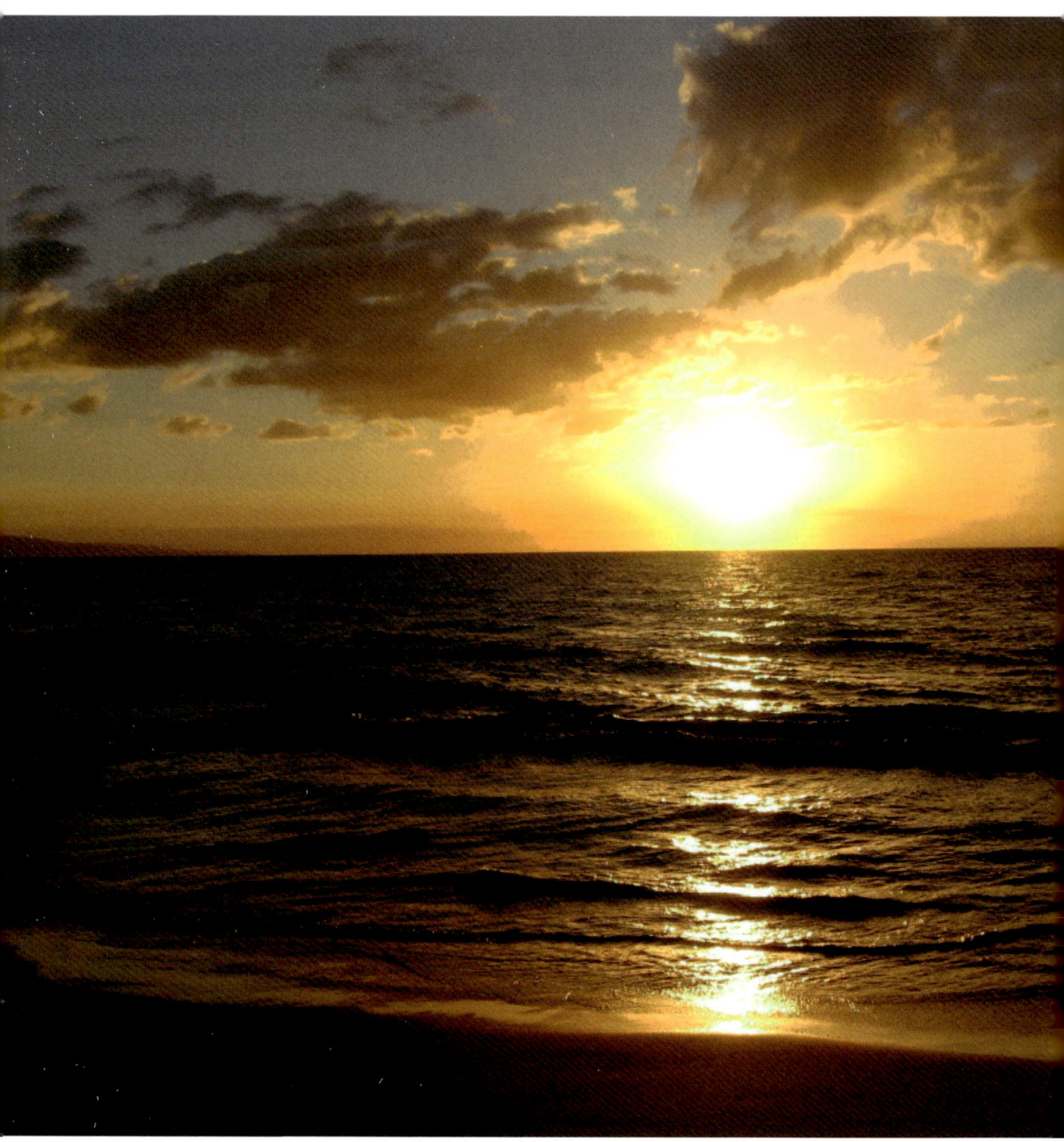

vor oxidativen Schäden schützt. Sie öffnet die sogenannte Blut-Hirnschranke. Einfach ausgedrückt bedeutet das: Das NADH und das Tryptophan gelangen schneller ins Gehirn.

Ich denke, die Blut-Hirnschranke und ihre Aufgabe sollte jeder von uns kennen.

Die Blut-Hirn-Schranke, auch Blut-Gehirn-Schranke genannt, ist eine im Gehirn vorhandene physiologische Barriere zwischen dem Blutkreislauf und dem Zentralnervensystem. Sie dient dazu, die Milieubedingungen im Gehirn aufrechtzuerhalten und sie von denen des Blutes abzugrenzen. Die Blut-Hirn-Schranke schützt das Gehirn vor im Blut zirkulierenden Krankheitserregern, Toxinen und Botenstoffen. Sie stellt einen hochselektiven Filter dar, über den die vom Gehirn benötigten Nährstoffe zugeführt und die entstandenen Stoffwechselprodukte abgeführt werden. Die Versorgung und Entsorgung wird durch eine Reihe spezieller Transportprozesse gewährleistet. Andererseits erschwert diese Schutzfunktion des Gehirns die medikamentöse Behandlung einer Vielzahl neurologischer Erkrankungen, da auch sehr viele Wirkstoffe die Blut-Hirn-Schranke nicht passieren können. Die Überwindung der Blut-Hirn-Schranke ist ein aktuelles Forschungsgebiet, um auch diese Krankheiten behandeln zu können. Doch das hilfreiche NADH mit Tryptophan kann dank des Taurin die Blut-Hirnschranke passieren. Und so kann nach einem gestressten Tag der gesunde Schlaf eingeleitet werden.

Das hilfreiche NADH mit Tryptophan kann dank des Taurin die Blut-Hirnschranke passieren!

Die Kombination NADH mit Tryptophan und Taurin enthält auch Ginseng. Die Wurzel aus Asien kennt jeder. Ginseng, eine der ältesten Naturarzneien der Menschheit, gilt seit jeher als großer Kraftspender. Ginseng hat tagsüber einen anregenden Einfluss und abends einen sehr beruhigenden Einfluss auf das zentrale Nervensystem. Das gilt auch für Stress-Situationen, bei Ängsten und Überreizungen. Ginseng fördert den natürlichen, gesunden Schlaf und hat keinerlei Einfluss auf den Schlafrhythmus.

Die Kombination NADH, Tryptophan, Taurin und Ginseng gibt es unter dem Namen TXI10® plus Tryptophan. Eine sehr gute Alternative ist ENAZYM® Plus NADH+Tryptophan.

„Was soll ich tun? Ich kann mich nicht konzentrieren!"

Es ist keine Frage des Alters. Das passiert in unserer hektischen Zeit mit all den riesigen Stress-Belastungen Kindern, Jugendlichen, Frauen und Männern mitten im Leben sowie vielen Senioren: Man kann sich nicht konzentrieren, ist geistig vollkommen blockiert. Es gibt viele Erklärungen für Konzentrationsschwächen:

• Es stürmen einfach zu viele Informationen auf uns ein. Durch die Zeitung, durch das Fernsehen, durch das Internet.

• Beruflicher und privater Stress stören jegliche Konzentration.

• Durch falsche Ernährung werden dem Gehirn viel zu wenig Vitalstoffe zugeführt, die zum Konzentrieren und Denken notwendig sind.
Es gibt eine klare Aussage von internationalen Wissenschaftlern: Man kann Konzentrationsschwierigkeiten beheben, kann wieder fit im Kopf werden. Man muss dafür allerdings Einiges tun.
Wir sollten uns immer vor Augen halten: Unser Gehirn ist wie ein Muskel. Es muss ständig trainiert werden. Sonst verkümmern unsere kleinen, grauen Zellen. Höchste Konzentration kann nur ein hochaktives Gehirn bieten. Dafür gibt es ganz einfache Übungs-Programme:

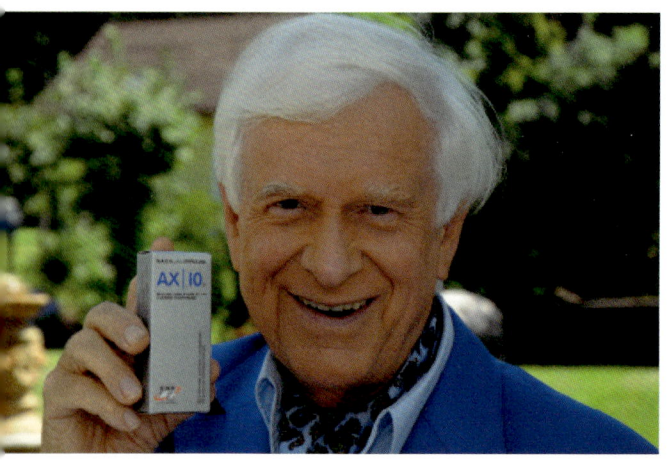

• Wenn Sie vorhaben, im Ausland Urlaub zu machen, dann lernen Sie die wichtigsten Worte und Sätze in der Sprache des jeweiligen Landes.

• Prägen Sie sich wieder einmal ein Gedicht ein. Gedichte auswendig zu lernen, ist ein gutes Gehirn-Training. Oder versuchen Sie zumindest, sich gute Witze zu merken, damit Sie diese dann weiter erzählen können.

- Auch das Lösen von Kreuzwort-Rätseln ist ein guter Beitrag zur Verbesserung der Konzentration. Aber bitte in verschiedenen Zeitschriften. Sonst stößt man immer wieder auf dieselben Begriffe.

- Ein wunderbares Training für eine bessere Konzentration ist der tägliche Besuch im Supermarkt: Schreiben Sie auf einen Zettel alles, was Sie einkaufen wollen. Und dann stecken Sie das Papier weg und kaufen ohne Gedankenstütze ein. Bei der Kassa kontrollieren Sie, ob Sie sich auf alles konzentrieren konnten oder ob Sie Vieles vergessen haben. Wenn Sie das mehrere Wochen durchspielen, werden Sie staunen, wie sich Ihre Konzentration verbessert hat.
Doch auch mit kleinen Tricks in der Ernährung können wir eine Menge für eine bessere Konzentration tun:

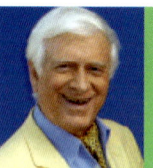

Sie müssen bei einem großen Familienfest eine Rede halten und sind wahnsinnig aufgeregt? NADH gibt Ihnen so viel Power, dass sie gar nicht an Aufregung denken.

- Bauen Sie Sojagerichte – etwa Tofu – in den Speiseplan ein. Soja liefert dem Gehirn Lecithin. Und das wieder stellt Cholin zur Verfügung. Daraus produziert das Gehirn seinen wichtigsten Botenstoff für eine gute Konzentration: Acetylcholin.

- Kauen Sie frische Blätter vom Basilikum. Sie enthalten die Bioaktiv-Stoffe Eugenol und Estragol. Beide schärfen die Konzentration.

- Das kann auch der Saft einer Paprikaschote. Schneiden Sie sie in Streifen und bevor Sie sie essen, lecken Sie die Schnittstellen ab. Sie merken schon nach Minuten, dass Sie geistig besser drauf sind.

- Kauen Sie Walnüsse. Die wertvollen Fette, die sich darin befinden, fördern ebenfalls die Konzentration.

Das alles sind kleine Unterstützungen auf dem Weg für eine bessere Konzentration. Die wichtigste Maßnahme für eine bessere Konzentration ist die Zufuhr von Coenzym 1 NADH. Es stärkt die Gehirnzellen und verbessert schon in kurzer Zeit die Aufmerksamkeit und Konzentration. Hier hat sich außer dem NADH pur auch die Kombination mit der Spirulina-Alge sehr bewährt: das AXI10® NADH plus Spirulina als Lutschpastille unter der Zunge oder die klassische Form der Kapsel ENADA® Coenzym 1-NA.D.H. Wer schnell zu neuer Konzentration kommen möchte, hat somit mehrere Möglichkeiten, die Kraft von NADH zu nutzen.

NADH
für Kinder und Jugendliche

Wer Kinder oder Enkelkinder hat der weiß, was die jungen Leute von heute geistig leisten müssen. Sie werden in der Schule, aber auch in der Freizeit gefordert. Und jedes Jahr, wenn es dem Schulabschluss mit dem Zeugnis entgegengeht oder wenn Prüfungen zu erwarten sind, dann zittert die ganze Familie. Vor allem dann, wenn man merkt, dass das Kind an die Grenze seiner geistigen Leistungskraft gerät und sehr, sehr aufgeregt und nervös ist. Es ist verantwortungslos, dem Kind in dieser Situation irgendwelche dubiosen Medikamente zu geben, noch dazu ohne mit einem Arzt gesprochen zu haben.

Das Kind, das geistig fit sein soll, braucht Nährstoffe fürs Gehirn. Und da muss man speziell bei Kindern grundsätzlich zuerst die tägliche Ernährung analysieren. Das Wichtigste ist, dass unsere Kinder mit gesundem Essen versorgt werden und dass ganz gezielt Brainfood - Nahrung fürs Gehirn - dabei ist. Das sollte man wissen, bevor man noch an eine Nahrungsergänzung denkt, denn die muss, wenn es die richtige ist, wohldosiert zur rechten Zeit eingesetzt werden.

Schauen wir uns doch bevor wir darauf zu sprechen kommen genau an, was unsere Kinder wirklich an Essen und Trinken brauchen, um geistig und körperlich fit und gesund durchs Leben zu gehen.

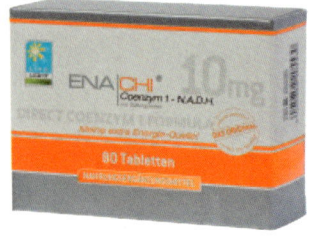

Es ist zum Beispiel sehr wichtig, zu welchem Zeitpunkt das Essen dem Kind serviert wird. Für Schulkinder gilt der Satz: Ein voller Bauch studiert nicht gern. Nach einem üppigen Mittagessen hat das Kind keine Ambition auf die Hausaufgaben. Das Frühstück ist wichtig, weil die Energie für den Tag aufgebaut werden muss. Ein Imbiss am Vormittag verhindert den Müdigkeitsfall ins Mittagstief. Nach dem Mittagessen - etwa um 15 Uhr - werden Kinder wieder müde. Da kann ein kleiner Imbiss wieder die Leistung verbessern.

Ein heikles Thema ist die Schuljause. Viele Kinder essen morgens gar nichts. Das ist sehr schlecht. Die meisten essen dann unter-

wegs eine Wurststulle. Gesünder wäre: Vollkorn-Brot mit Frischkäseaufstrich und Schinken, 1 Banane und 0,2 Liter Kakao.

Die Frage ist: Wie viel und welche Energie brauchen Kinder aus
der Nahrung? Viele Eltern meinen, Kinder brauchen schnelle
Energie, geben ihnen deshalb Traubenzucker. Ganz schlecht.
Er jagt den Blutzuckerspiegel in die Höhe, lässt ihn aber gleich
wieder fallen. Das bedeutet: Müdigkeit. Traubenzucker ist vor
Prüfungen und Schularbeiten nicht geeignet. Besser: Obst und
Trockenfrüchte. Traubenzucker macht ausschließlich nach kör-
perlichen Aktivitäten und bei Erschöpfung Sinn. Wenn Kinder
Sport treiben, brauchen sie viel Energie. Wenn sie sich nicht
bewegen, werden sie durch zu viel Energie aus der Nahrung
dick. Vor allem, wenn die Energie in Form von Zucker, Fett und
Weißmehl angeliefert wird.

Ein ganz wichtiges Thema: Wie viel Eiweiß und welches Eiweiß
brauchen Kinder? Kinder brauchen Eiweiß für den Aufbau der
Hormone, des Blutes und der Knochen. Da Eiweiß nicht gespeichert werden kann, muss es täglich mit der Nahrung zugeführt
werden. Eiweißmangel in der Kindheit kann zu körperlicher und
geistiger Unterentwicklung führen. Jungen und Mädchen im Alter
von 13 - 14 Jahren brauchen täglich etwa 50 Gramm Eiweiß.
Es muss ein Eiweiß von besonderer Qualität sein. Ideal, wenn
man tierisches und pflanzliches Eiweiß ergänzt. Gute Kombinationen fürs Kind: Getreide mit Milch, Fleisch, Fisch, Ei. Weitere Beispiele: Haferflocken in der Milch, Reisfleisch, Vollkorn-
Pfannkuchen mit Quarkfülle, Vollkornbrot mit Frischkäseaufstrich.
Oder: Kartoffel mit Sauerrahmsuppe. Oder: Hülsenfrüchte mit
Milch und mit Getreide. Bohnensuppe mit Reis, Erbsensuppe
mit Brot.

Kinder und Jugendlichen brauchen viel körperliche und geistige Energie

Kinder sollten mit Kohlenhydraten versorgt werden, die langsam
in den Körper gelangen und die Vitamine und Mineralstoffe an-
liefern: Obst, Gemüse, Vollkornprodukte. Mit schnellen Kohlenhydraten wie Zucker, Weißmehl und Fett muss vorsichtig und
sparsam umgegangen werden. Zu wenig Kohlenhydrate führen
bei einer sportlichen Leistung zu Schwindel, Kraftlosigkeit und
verminderter Leistung. Zu viele Kohlenhydrate werden als Fett
gespeichert und machen dick und krank. Langsame Kohlenhydrate sind nur dann Dickmacher, wenn sie in zu großen Mengen
aufgenommen oder falsch zubereitet werden.

Zucker, Honig und Süßigkeiten sollten nicht ganz gestrichen werden. Sonst kommt es zu Heißhunger-Attacken. Kinder müssen lernen, wenig davon zu naschen. Wichtig: Nach Süßem unbedingt Zähne putzen, wegen der Karies-Gefahr.

Ballaststoffe sind wichtig für die Verdauung und für eine gesunde Darmflora. Daher sind Obst, Gemüse und Vollkornprodukte von Bedeutung. Besonders Müsli und Brot.

Brauchen Kinder Fett? Ja, aber nur in geringen Mengen.

Ganz wichtig: eine vitaminreiche Ernährung. Es gibt britische Studien die zeigen, dass Schulkinder die vitaminreich ernährt werden, bessere Leistungen erzielen. Eine gute Vitamin-Versorgung hat das Kind mit täglich: 2 Scheiben Vollkornbrot, 1 Portion Gemüse, 1/4 Liter Milch oder Joghurt, 2 Stück Obst. Während einer Erkältung kann ein Kind bei erhöhtem Vitamin-Bedarf - nach Rückfrage beim Arzt - durchaus vorübergehend Vitamin-Präparate bekommen. Sie dürfen aber niemals Obst und Gemüse ersetzen. Daher Vorsicht bei Vitaminbonbons. Wenn das Kind zu viel davon konsumiert, nimmt es zu viel davon auf. Wichtig: Obst immer roh essen, Gemüse schonend gedünstet. Ideal für Kinder: grüne Erbsen. Sie sind ein Antistress-Gemüse. Kinder lieben Erbsen.

Ein wichtiges Thema vor allem für die geistige Fitness: Wie viel Flüssigkeit brauchen Kinder? Kinder haben einen größeren Flüssigkeitsbedarf als Erwachsene. Kinder zwischen 7 und 9 Jahren brauchen täglich: 2 Liter. Kinder zwischen 10 und 12 Jahren: 2,2 Liter. Kinder zwischen 13 und 14 Jahren: 2,4 Liter. Kinder müssen trinken, auch wenn sie keinen Durst haben. Kinder haben selten Durst, brauchen aber viel Flüssigkeit. Vorsicht: Kinder sollten Getränke meiden, die zu süß sind, zu viel Zucker enthalten. Ideal: Ungesüßte oder nur ganz wenig gesüßte Früchtetees. Für den Sport: Apfelsaft und Mineralwasser 50 zu 50. Himbeersirup mit Wasser 1 zu 7 aufgegossen.

Warum ich Ihnen das alles erzähle? Ganz einfach: In erster Linie sollte man für die körperliche und geistige Fitness der Kinder und Jugendlichen an Obst, Gemüse, an Wasser, an Nüsse und Fisch denken. Das alles gehört zum Brainfood.

Aber es gibt auch im Leben eines Kindes und Jugendlichen Situationen, wo eine extrem hohe Energie für Körper und Geist gefragt ist: vor und bei Prüfungen, bei besonders anstrengenden Schularbeiten. Oft sind Nervosität und Aufregung für solche Ereignisse sehr belastend und gefährden den Erfolg.

In solchen Situationen ist es wichtig, einen Nährstoff zu nutzen, der den ganzen Organismus aufbaut, die Nerven beruhigt und dem Körper und den Gehirn Kraft gibt. Der beste Nährstoff ist in diesem Fall das Coenzym1 NADH. Die Unbedenklichkeit wird Ihnen jeder Arzt, Apotheker, der bereits mit NADH gearbeitet hat, bestätigen. In diesem Fall kann man bei Jugendlichen, Schülern, Studenten, auf eine ENACHI® Lutschpastille mit 10 Milligramm NADH oder auf die höher dosierte NADHpur Lutschpastille NXI10® mit 20 Milligramm NADH verweisen. Das macht Sinn.

„Ich bin immer so müde!" Ein klarer Fall für NADH

Kennen Sie das Gefühl? Sie stehen morgens auf und sind bereits müde. Und diese Müdigkeit sitzt Ihnen den ganzen lieben Tag wie ein lästiger Klotz am Bein. Ruhepausen, Schlaf, Entspannungsübungen: Es nützt alles nichts. Gerade nach der Sommerzeit, wenn es in den Herbst hineingeht, und dann in der kalten Jahreszeit leiden viele Menschen daran, und zwar in jeder Altersstufe.

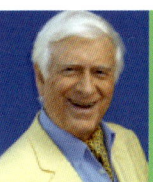

Prof. Bankhofer's
NADH-Tipp

Sie hätten gern Nerven wie Drahtseile? Dann sollten Sie regelmäßig NADH nehmen.

Die Ärzte sprechen von der: „Chronischen Müdigkeit!". Der Fachausdruck für diese Befindlichkeitsstörung ist CSF, Chronic fatique syndrome. Diese Müdigkeit beeinflusst die allgemeine Stimmung, führt sehr oft zu depressiven Zuständen, blockiert das Denken und die Konzentration und vermindert verständlicherweise die Leistungsfähigkeit.

Vielfach wurde in den letzten Jahren vermutet, dass hinter dieser Müdigkeit ein Virus stecken könnte. Andere wieder glaubten an einen Vitaminmangel. Dann hat sich intensiv mit diesem Problem ein Ärzteteam am medizinischen Institut der Universität von Southampton in Großbritannien auseinandergesetzt. In Patientenstudien ist man nun dem Rätsel: „Chronische Müdigkeit", auf die Spur gekommen.

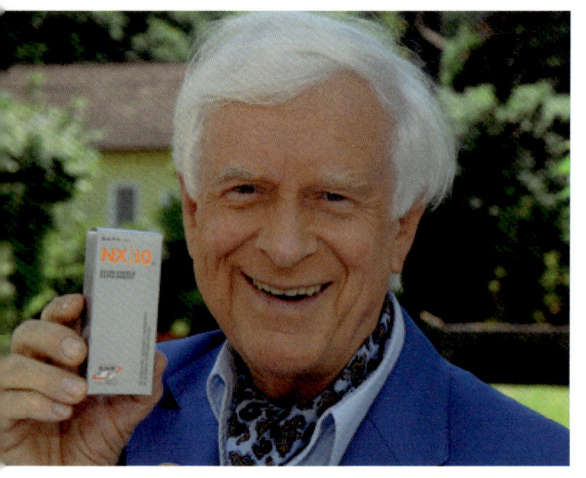

All jenen, die sich permanent müde fühlen und bei Untersuchungen keinerlei Krankheitserscheinungen zeigen, weisen fast immer einen enormen Mangel am Mineralstoff Magnesium auf. Das wird verständlich, wenn man sich bewusst ist: Magnesium schützt und stärkt nicht nur das Herz, den Kreislauf und die Nerven. Magnesium ist im menschlichen Organismus an über 300 Enzym-Reaktionen beteiligt. Dabei sorgt es für einen Großteil der Energie in den roten Blutkörperchen. Damit wird auch ein Zusammenhang zwischen Müdigkeit und Magnesiummangel erkennbar. Der Mineralstoff Magnesium wirkt zwar beruhigend auf den Organismus. Macht aber nicht müde.

Fast alle, die an chronischer Müdigkeit leiden, weisen aber auch einen beträchtlichen Mangel an Coenzym 1 NADH auf.

Was können wir also tun, um nicht auch von chronischer Müdigkeit geplagt zu werden? Ganz einfach:

- Wir müssen besser die Magnesiumaufnahme aus der Nahrung nützen: Das bedeutet: nicht alles kochen, sondern viel Rohkost genießen. Magnesiumreiche Produkte essen: Vollkornprodukte, Nüsse, Sojaprodukte, Naturreis, Grünkohl.

- Am besten bewährt gegen die chronische Müdigkeit hat sich auch der körpereigene Energiestoff NADH. Man greift entweder zum Klassiker: ENADA® Coenzym 1- N.A.D.H von der man morgens auf nüchternen Magen 2 Stück zu je 7,5 Milligramm nimmt, oder man nimmt zu jeder Tageszeit die Lutschpastille NXl10® NADH pur unter die Zunge und lässt sie dort zergehen.

Trommeln macht froh und schützt mit NADH vor Alzheimer & Depressionen

Musik kann eine Naturarznei sein. Das ist schon sehr oft wissenschaftlich bewiesen worden. Wer vertraute Melodien hört, aktiviert im Gehirn die Produktion von Glückshormonen, die dann die Immunkraft stärken und die Selbstheilkräfte des Körpers fördern. Es zeigt sich allerdings in der Medizin immer wieder, dass auch Rhythmen allein einen positiven Einfluss auf die Gesundheit haben. Und zwar sowohl Rhythmen, die man hört, als auch Rhythmen, die man selbst erzeugt. Damit wird das Bedienen einer einfachen, kleinen Trommel oder die Arbeit an einem Schlagzeug zur Therapie. Die Frage ist nun: Was passiert da im Organismus? Man weiß heute sehr viel über die Rhythmus-Medizin:

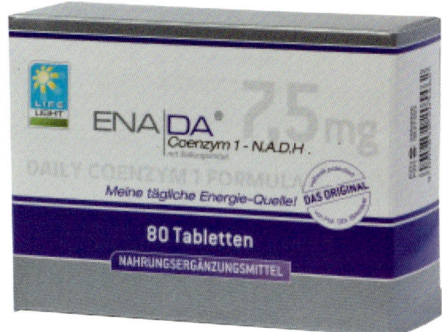

- Das Selbstwertgefühl wird enorm gestärkt.

- Die Konzentrationsfähigkeit wird deutlich gesteigert.
- Neurochirurgen haben festgestellt: Durch die rhythmische Handbewegung des Trommelns werden beide Gehirnhälften aufeinander abgestimmt. Das fördert die Koordination sowie die Motorik, schärft alle Sinneswahrnehmungen. Der Trommelnde wird in einen Zustand erhöhter Aufnahmefähigkeit versetzt. Das bedeutet: Man kann nach dem Trommeln viel besser Lernen, ist geistig topfit.

- Wenn jemand mit Leidenschaft eine Trommel bedient, dann werden bei ihm sogenannte Endorphine - also Glückshormone - in die Blutbahn abgegeben. Dadurch wird ein starkes Gefühl von Wohlbefinden hergestellt. Der österreichische Schmerz-Mediziner Dr. Reinald Brezovsky meint dazu: „Dieser Zustand, der durch Trommeln hervorgerufen wird, kann bei einem Schmerz-Patienten sogar Beschwerden lindern. Trommeln ist somit sehr gesundheitsfördernd."

- Forscher der amerikanischen Harvard Universität in Boston haben schon vor Jahren nachgewiesen, dass man mit regelmäßigem Trommeln Schmerzmedikamente reduzieren oder sogar mitunter ganz einsparen kann.

- Speziell in Krankheitsfällen, bei denen die Sprache nichts ausrichten kann, gibt es mit der Rhythmus-Therapie große Erfolge. Das konnte bei Koma-Patienten, bei Demenzkranken, Suchtkranken und körperlich Behinderten beobachtet werden.

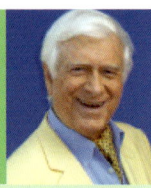

Prof. Bankhofer's
NADH-Tipp

Bei jedem Menschen
mit Verspannungen,
der trommelt,
werden Blockaden gelöst.

- Trommeln kann Depressionen oder depressive Verstimmungen vertreiben.

- Trommel - das betonen Geriatrie-Fachleute - kann vor Alzheimer schützen.

- Aber auch gesunde Menschen, die durch zu viel Stress ausgelaugt sind und vom Burnout Syndrom bedroht sind, können allein mit dem Spielen eines Schlaginstrumentes einen Zusammenbruch verhindern. Trommeln beruhigt Körper, Geist und Seele. Man muss sich das so vorstellen: In Stress-Situationen atmet der Mensch sehr flach und hastig. Das Herz schlägt rascher. Die gesamte Muskulatur verkrampft sich. Dadurch entstehen Schmerzen. Man fühlt sich nicht wohl. Wenn man nun eine Trommel schlägt, übertragen sich die Schwingungen, die dabei entstehen, auf den Körper. Und da passiert etwas Faszinierendes: Unbewusst ist der Mensch in der Lage, die körpereigenen Rhythmen wie Atmung und Herzschlag an den getrommelten Rhythmen anzupassen. Das bringt eine enorme Entspannung.

Bei jedem Menschen mit Verspannungen, der trommelt, werden Blockaden gelöst. Die Entspannung setzt bereits nach 10 Minuten ein. Ein Eheberatungsinstitut in New York arbeitet seit Jahren mit der Rhythmus-Therapie. Die Mitarbeiter - durchwegs Psychologen - haben die Erfahrung gemacht: Nach einem heftigen Streit beider

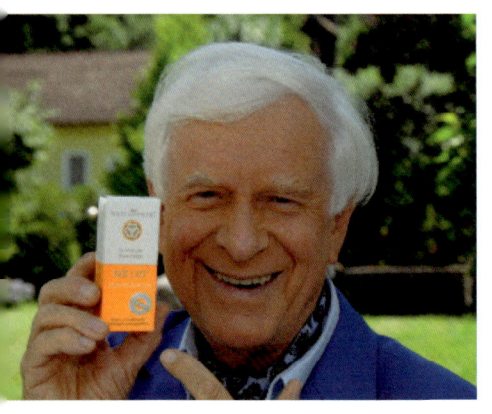

Ehepartner ist die beste Lösung, wenn beide trommeln oder wenn es zumindest einer tut. Das ist eine gute Basis für eine rasche Versöhnung.

Auch Menschen, die einen harten, stressreichen Tag hinter sich haben, fühlen sich schnell wieder fit, wenn Sie zuhause 10 bis 15 Minuten an einer Trommel oder an einem Schlagzeug sitzen.

Warum ich Ihnen das erzähle? Ganz einfach: Damit Sie sehen, dass NADH als wichtigste natürliche Substanz durchaus eine aktive Unterstützung gebrauchen kann. Namhafte Wissenschaftler haben in den letzten Jahren beobachtet: Die regelmäßige Zufuhr von NADH kann ein guter Schutz vor depressiven Stimmungen und Depressionen sein, kann aber auch das Risiko für eine spätere Demenz-Erkrankung senken.

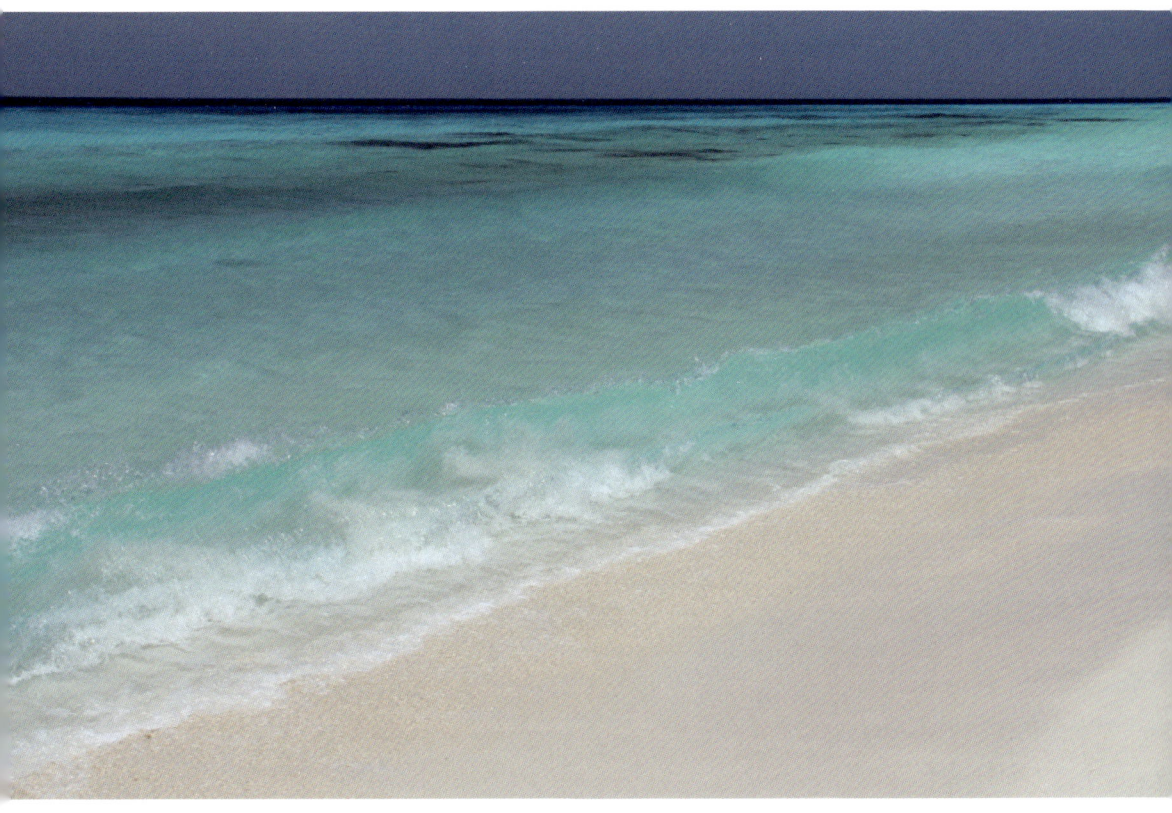

Die Erklärung dafür liegt in der Wirkung von NADH: Es bessert die Gedächtnisleistung, steigert die Konzentration und Aufmerksamkeit, hilft gegen Stressbelastung, schützt und regeneriert Zellen und wirkt gegen ein Schlafdefizit. Das sind lauter Eigenschaften, die uns gegen Demenz – speziell gegen Alzheimer – und gegen depressive Stimmungen stark machen.

Auch Trauer kann man mit NADH besser verkraften...

Ein Tabu-Thema unserer Gesellschaft: die Trauer, mit der jeder von uns konfrontiert wird. Auch in dieser Phase des Lebens kann NADH den Weg zurück ins normale Leben ermöglichen, weil es Ordnung im Gehirn schafft und positive Gedanken fördert und vor allem dem Trauernden neue körperliche und geistige Energie vermittelt.

Unser Leben besteht nicht nur aus Fröhlichkeit und eitel Wonne. Vor allem im vorgerückten Alter bekommt man das zu spüren: Wenn Freunde, Verwandte oder Bekannte, die einem besonders viel bedeutet haben, von dieser Welt abtreten. Aber auch der Verlust eines Partners durch Scheidung ist ein tief greifendes negatives Erlebnis. Im ersten Augenblick denkt man: „Die Welt bricht zusammen. Darüber komme ich nie wieder hinweg!"

Doch das Leben geht weiter. Wir selbst bestimmen, wie und wie lange wir trauern. Es sollte nicht zu lange andauern. Trauer nimmt einem zuerst nicht nur den Boden unter den Füssen weg. Trauer kann auch zu Herzschmerzen, Magenproblemen, Kopfschmerzen, Atembeschwerden, zu Konzentrationsstörungen, zu Ängsten und zu Erschöpfung führen. Man hat oft das Gefühl, dass man die Kontrolle über das Leben verloren hat.

Wir müssen daher auch im Interesse der körperlichen wie geistigen Gesundheit mit der Trauer fertig werden. Die Phase sollte nicht länger als ein bis zwei Jahr andauern. Dann sollte man die Trauerwelle gemeistert haben. Dazu gibt eine Reihe von Rezepten, die uns helfen, dass wir Trauer besser verarbeiten können.

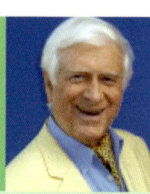

Prof. Bankhofer's
NADH-Tipp

*Ärger und Kränkungen
im Leben kosten Energie.
NADH versorgt Sie sofort
wieder mit neuer Energie.*

- Sprechen Sie sich mit einem lieben Mitmenschen aus. Erzählen Sie ihm ihre Geschichte. Jemand, der zuhört, kann ein ungeheurer Trost sein. Genieren Sie sich nicht, in derartigen Gesprächen zu weinen. Das Weinen reinigt und stärkt die Seele.

- Wenn Sie allein sind, dann bringen Sie Ihre Gedanken und Gefühle zu Papier. Schreiben Sie an den Menschen, den Sie verloren haben, einen Brief, ohne dass Sie jemals diesen Brief abschicken. Das heißt: Es macht auch Sinn, einem Verstorbenen zu schreiben.

- Wenn Sie keinen neuen Anfang finden können und sich zu schwach dafür finden, dann suchen Sie Anschluss an eine Selbsthilfegruppe. Hier begegnen Sie anderen Trauernden und haben in Gesprächen die Chance, neue Perspektiven zu finden. Es ist vor allem auch beruhigend zu erfahren, dass rundum auch andere gibt, die trauern.

- Tun Sie etwas Gutes. Trauer wirkt auf den Verstand, auf den Körper und auf die Seele. Ein gutes Werk, mit dem man anderen hilft, kann Kraft geben.

- Ernähren Sie sich gesund mit reichlich Obst und Gemüse. Die Vitalstoffe stärken Ihre Immunkraft.

- Nutzen Sie die Kraft eines Heilkrautes. Trinken Sie in Zeiten tiefer Trauer jeden Tag drei Tassen Lavendelblüten-Tee. Studien habe ergeben, dass man mit den ätherischen Ölen der Lavendelblüten Ängste und Trauer besser in den Griff kriegen kann. Und so wird der Trauerzeit-Tee zubereitet: 2 Teelöffel getrocknete Lavendelblüten (Apotheke, Reformhaus) werden mit einem Viertelliter kochendem Wasser übergossen. 10 Minuten zugedeckt ziehen lassen, durchseihen, mit etwas Honig süßen, lauwarm langsam in kleinen Schlucken trinken. Am besten morgens, mittags und abends.

- Trinken Sie in Zeiten der Trauer mehr Wasser als sonst. Wasser sorgt dafür, dass Ihr Blut flüssig bleibt, flott durch die Adern fließt und Sauerstoff sowie Nährstoffe besser ans Gehirn heranträgt. Das hilft mitunter, die Trauerzeit etwas zu verkürzen.

- Entscheiden Sie sich, mit anderen einen Freizeitsport durch zu führen - Das lenkt ab, vor allem, wenn Sie mit dem Sport die Natur entdecken: also mit Wandern, Radfahren, Nordic Walking.

- Füllen Sie Ihr Leben mit neuen Inhalten. Widmen Sie sich karitativen Aufgaben. Oder nehmen Sie einen Beruf auf, der nicht viel Zeit kostet und auch noch etwas Geld bringt.

- Erfüllen Sie sich einen langjährigen Wunsch: Unternehmen Sie eine Reise. Suchen Sie dabei neue Bekanntschaften.

- Und haben Sie den Mut, nach längerer Zeit auch wieder mit fröhlichen, lachenden Menschen beisammen zu sein. Lernen Sie wieder lachen. Das geht langsam. Aber es geht dann doch wieder.

Das alles sind Maßnahmen, die uns gegen Trauer helfen. Doch höher dosiertes NADH schafft die Basis für einen neuen Anfang. Es wird hier mitunter notwendig sein, NADH pur mit anderen NADH-Kombinationen zu verstärken: mit NADH plus Spirulina, mit NADH plus L-Arginin, NADH mit plus Trypthophan, oder mit ENAZYM plus NADH und Tryptophan und ENAG® plus NADH + L-Arginin. Die Dosierung hängt im jeweiligen Fall von der Tiefe der Trauer ab. Die höhere Dosierung macht es möglich, dass auch nach schweren Schicksalsbelastungen im Gehirn wieder Glückshormone produziert werden.

Jeder hat die Möglichkeit, Sport zu treiben. NADH liefert die Energie

Es gibt einen alten Spruch: „Leben ist Bewegung. Bewegung ist Leben!" Er klingt simpel. Aber da steckt das Geheimnis unserer Vitalität drinnen. Unsere Muskeln müssen bewegt werden. Sonst verkümmern sie. Es muss ja nicht jeder täglich viele Kilometer laufen. Auch Wandern, Power Walking, Nordic Walking und Radfahren sind wunderbare Möglichkeiten, sich zu bewegen. Dazu muss man wissen: Für einen Freizeitsportler gilt die Regel: Man muss sich moderat bewegen. Moderat bedeutet: Man sollte den Sport so ausüben, dass man dabei mit den anderen sprechen kann, ohne außer Atem zu kommen.

Warum treibt man Sport? Weil man sich dabei und danach körperlich besser fühlt, weil man stressbedingte Verspannungen abbauen

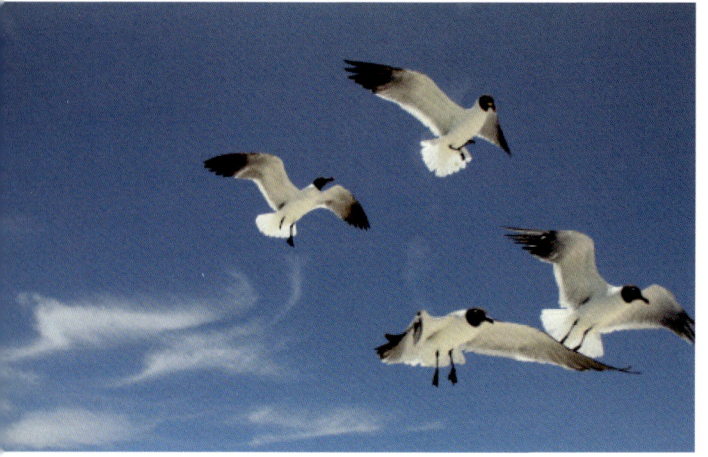

kann, weil man die Atemwege und die Muskeln stärkt und weil man grundsätzlich eine bessere Körperhaltung und mehr Vitalität im Alltag erzielt. Diese Ziele kann man auch mit ganz einfachen Übungen erreichen.

Rückenschmerzen, Wirbelsäulen- und Bandscheibenbeschwerden sind zu einer Volkskrankheit geworden. Schon junge Menschen leiden darunter. Man muss sich das vorstellen:

25 Prozent aller Jugendlichen über 14 Jahre klagen über Rückenschmerzen. Viele Betroffene - vor allem Erwachsene - sind überzeugt davon, dass sie diese Schmerzen haben, weil ihr Rücken zu sehr belastet ist. Das stimmt allerdings ganz und gar nicht. Schon der legendäre bayerische Pfarrer Sebastian Kneipp hat gesagt:

- Unser Rücken tut nicht weh, weil er überfordert, sondern weil er unterfordert ist!" Zuviel sitzen und stehen, zu wenig gehen, schlechte Körperhaltung, ein Nachlassen der Muskelkraft und Stress-Verspannungen lösen die Probleme aus. Und dann natürlich Übergewicht.

Darum ist es so wichtig, dass wir uns so oft wie möglich sportlich betätigen.

Für den Rücken gibt es da eine spezielle einfache Übung. Man nennt das ein Wirbelsäulen- oder Bandscheiben-Service: Stellen Sie sich gerade hin. Die Arme hängen herab. Das Kinn kommt an die Brust. Nun spreizen Sie die Finger beider Hände und richten die Handflächen nach vorn. Das hat den Vorteil, dass jetzt Ihre Schultern ganz gerade sind. Aus dieser Stellung heraus atmen Sie tief ein und erheben sich auf die Zehenspitzen. Halten Sie auf den Zehenspitzen

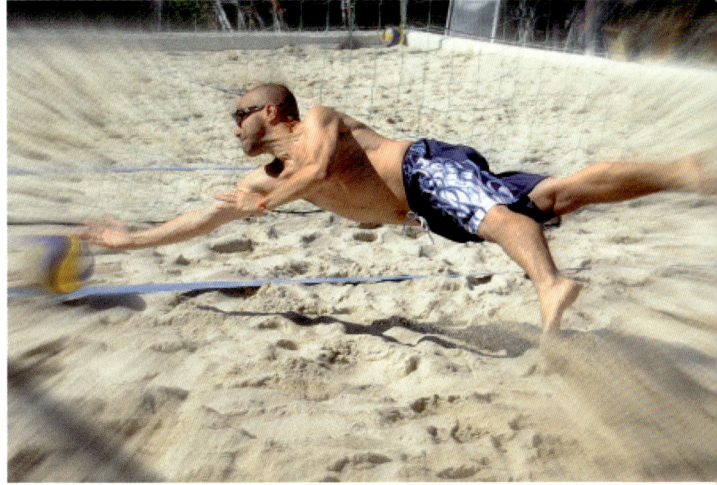

inne, halten auch kurz den Atem an. Dann stellen Sie Ihre Füße wieder normal auf den Boden, atmen aus und schütteln die Arme aus. Die Übung sollte man mehrmals am Tag 10 Mal wiederholen. Ihre Wirbelsäule samt Bandscheiben wird es Ihnen danken. Und Sie werden sich danach sehr wohl und entspannt fühlen. Speziell nach langem Sitzen vor dem Computer oder nach einer langen Autofahrt.

Ob wir nun Sport treiben oder Gymnastikübungen machen: Es befriedigt uns nur dann, wenn wir Erfolg dabei haben. Dieser Erfolg ist aber von der Energie abhängig, die wir für die Bewegung aufbringen können.

Und sehen Sie: Diese Energie für eine optimale sportliche Bewegung liefert uns NADH. An der Universität Freiburg wurde mit Olympia-Athleten eine Studie durchgeführt. Sie nahmen 30 Tage NADH zu je 20 Milligramm. Die Sportler hatten danach um bis zu 7 Prozent mehr Energie in den Muskeln. Das ist enorm. Wissen Sie, was das umgerechnet für den Freizeitsportler bedeutet?

Um bis zu 25 Prozent mehr Energie? Und dazu gibt es noch mehrere Vorteile:

- NADH steigert die sportliche Leistung und damit auch die Zufriedenheit des Freizeitsportlers. Er produziert noch mehr Glückshormone, was wieder die Immunkraft stärkt.

- Es verbesserte sich aber auch die Hirnleistung. Das bedeutet: Man hat beim Sport mehr Konzentration und ein weitaus besseres Reaktionsvermögen. Es kommt dabei beim Sport weit weniger zu Unfällen und Verletzungen.

- Außerdem ist NADH als Zellschutz die ideale Natursubstanz, damit die negativen Folgen des Sportes sofort abgebaut werden. Mancher wird jetzt erstaunt fragen: „Negative Folgen vom Sport? Bewegung ist doch gesund!" Natürlich gibt es unerwünschte Nebenwirkungen. Was jeder selbst merkt: Man wird müde. Da aber NADH ein Spitzen-Energie-Lieferant ist, spürt man nach dem Sport kaum Müdigkeit.

NADH steigert die sportliche Leistung und damit auch die Zufriedenheit!

Doch NADH kann auch das weit größere Problem lösen, das der Sport mit sich bringt. Bei der sportlichen Bewegung atmen wir fest durch und tanken lebenswichtigen Sauerstoff. Dieser Sauerstoff wird aber zugleich zu einer Belastung.

Es entstehen bei der Sauerstoff-Verbrennung als „Müll" hoch aggressive Moleküle, die unsere Zellen angreifen und schädigen. Die Zellen setzen sozusagen „Rost" an, altern schneller und sind anfälliger für Krankheiten. NADH kann diesen verhängnisvollen Prozess verhindern, weil es als besonders starkes Antioxidans genau davon die Zellen schützen und bereits angegriffene Zellen reparieren kann.

Für mehr Energie beim Sport nutzt man am besten NADH pur als Lutschpastille für eine Sofortwirkung oder man nimmt die klassische Tablette am Morgen auf nüchternen Magen: ENADA® Coenzym 1-NADH.

NADH braucht
einen gesunden Lebensstil

Wenn man das breite Wirkspektrum von NADH überschaut, dann könnte man leicht in den Gedanke verfallen: „Da muss ich mich in Sachen Energie, geistige Fitness, Krankheitsvorsorge um nichts mehr kümmern. Ich kann leben, wie ich will, kann auch weiter meine Alltagssünden begehen. NADH wird mich schon beschützen!"

Das ist natürlich nicht der Sinn der Sache. Speziell, wenn man die Vorteile von NADH an sich spürt, so sollte das ein Ansporn sein, einen gesunden Lebensstil anzustreben. Glauben Sie mir: Das ist wirklich nicht schwer. Es beginnt bei der vernünftigen, ausgewogenen Ernährung.

Für mehr Energie beim Sport nutzt man am besten NADH-pur als Lutschpastille für eine Sofortwirkung!

Gesunde Ernährung ist im Grunde genommen einfach zu definieren: eine optimale Versorgung mit lebenswichtigen Nährstoffen in einem ausgewogenen Verhältnis mit dem generellen Gebot für die Nahrungsaufnahme: nicht zu viel, nicht zu üppig, nicht zu fett, nicht zu süß, eine regelmäßige Flüssigkeitszufuhr und - wenn es darum geht, schlank zu bleiben oder abzunehmen - regelmäßige, konsequente, aber moderate Bewegung. Wobei man den körperlichen Einsatz sehr individuell betrachten muss, je nachdem ob jemand schlank ist, Übergewicht hat oder an einer Krankheit laboriert.

Das ist bei der Aufnahme von Nahrung zu beachten: Der Mensch braucht Vitamine, Mineralstoffe, Spurenelemente, Enzyme, Aminosäuren und Bioaktiv-Stoffe sowie Ballaststoffe. Sie alle sind wichtig, damit alle Stoffwechselvorgänge optimal und störungsfrei funktionieren. Wir brauchen daher täglich hochwertige Nahrung: reifes, frisches und vitalstoffreiches Obst und Gemüse, Vollkornprodukte, eine hochwertige pflanzliche und tierische Eiweißzufuhr, gesunde Fette mit ungesättigten Fettsäuren in Maßen.

Eine ballaststoffreiche Ernährung ist wichtig für eine gesunde Verdauung, aber auch zur Regulierung von gesunden Cholesterinwerten. Und damit wertvolle Vitalstoffe an die einzelnen Zellen herangetragen und Stoffwechsel-Müll abtransportiert werden kann, brauchen wir viel Wasser, damit das Blut flott und flüssig durch die Gefäße fließt und die Vitalstoffe anliefert.

Einseitige Ernährung ist in jede Richtung problematisch: Immer nur Rohkost bringt genauso Nachteile für die Gesundheit wie ständiges Fastfood. Dabei ist auch wichtig, dass hochwertige Naturprodukte optimal zubereitet werden. So ist zum Beispiel die gesündeste Art, Gemüse zuzubereiten, das Dampfgaren, weil keine Vitalstoffe im Kochwasser verloren gehen.

Einseitige Ernährung ist in jede Richtung problematisch!

Was die Kohlenhydrate betrifft, muss man sich einfach merken: Wir brauchen langsame, langkettige Kohlenhydrate, die langsam in den Organismus aufgenommen werden und die die Bauchspeicheldrüse nicht in Stress versetzen. Das sind Obst und Gemüse sowie die Vollkornprodukte.

Wer sich vorbildlich nach diesen Grundsätzen ernährt, wird in vielen Fällen automatisch schlank werden und schlank bleiben. Wer es aber bisher mit der gesunden Ernährung nicht so genau genommen hat, muss auch beim Abnehmen einige wesentliche Dinge beachten:

- Versorgen Sie den Körper in reduziertem Maße mit Nahrung, aber dafür mit spitzenmäßig qualitativ hochwertiger Nahrung.

- Die Basis der neuen Ernährung, bei der man dann immer bleiben sollte, lautet: mehr Gemüse und Obst, mehr Fisch als Fleisch, wobei beide die Beilage sein sollten.

- Bescheidener Umgang mit den Kohlenhydraten.

- Wenig Fett, wenig Zucker.

- Zu jeder Stunde ein Glas Wasser. Das hat keine Kalorien, füllte den Magen und bremst den Heißhunger.

- Diäten meiden. Der Körper geht dabei auf Sparflamme und holt aus dem Wenigen, das er zugeführt bekommt, viel heraus. Man nimmt am Ende der Diät rasch zu. Der Jo-Jo-Effekt ist da.

- Ohne Bewegung läuft gar nichts. Man kann nur sinnvoll abnehmen, wenn die Muskelmasse erhalten bleibt und nur die Fettmasse abnimmt. Wenn im Idealfall die Fettmasse durch Muskelmasse ersetzt werden kann. Man muss keine großen Leistungen erbringen. Es genügt, tagsüber mehr zu Fuß zu gehen, nicht jeden Schritt mit dem Auto zu fahren. Eine originelle Hilfe kann da der Schrittzähler sein, den es in der Apotheke gibt. Ein ideales Ziel wäre: 10.000 Schritte am Tag.

- Langsam abnehmen. Realistisch sind 5 bis 10 Prozent des Körpergewichts als Fett binnen 4 bis 5 Monaten. Schnelles Abnehmen belastet das Herz und andere Organe.

- Wichtig ist eine ausreichende Proteinzufuhr. Es sättigt, verhindert den Abbau von Muskelmasse und liefert Energie, macht stressfest.

Ohne Bewegung läuft gar nichts!

Nicht zu vergessen zur ausgewogenen, gesunden Ernährung: gute Laune, positives Denken, reichliche Kommunikation mit anderen Menschen.

Das Schöne dabei: Die Rahmenbedingungen für all das bietet NADH, weil es uns für einen gesunden Lebensstil die nötige Energie und den nötigen Schutz bietet und ein Gewinn für Körper und Geist ist.

Der praktische Umgang mit NADH im Alltag: Was man beachten sollte

Wenn Sie sich bei der Lektüre dieses Buches entschlossen haben, NADH für mehr geistige und körperliche Energie, zur Stärkung des Immunsystem, als Jungbrunnen, für mehr geistige Fitness, bessere Konzentration und Reaktion, für bessere sportliche Leistung, für gesunden Schlaf und für ein besseres Liebesleben zu nutzen, dann sollten Sie ein paar praktische Maßnahmen wissen:

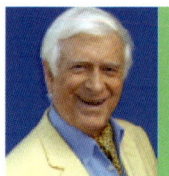

Prof. Bankhofer's
NADH-Tipp

Diäten meiden.
Der Körper geht dabei
auf Sparflamme!!

- Sie kriegen NADH als klassische Tablette oder in Kapselform.

- Sie können NADH aber auch als Lutschpastille zuführen.

- Wenn Sie sich für die klassische Form der Tablette oder der Kapsel entschieden haben, dann sollten Sie sich folgendes Ritual angewöhnen. Nehmen Sie NADH in dieser Form grundsätzlich am Morgen auf nüchternen Magen.

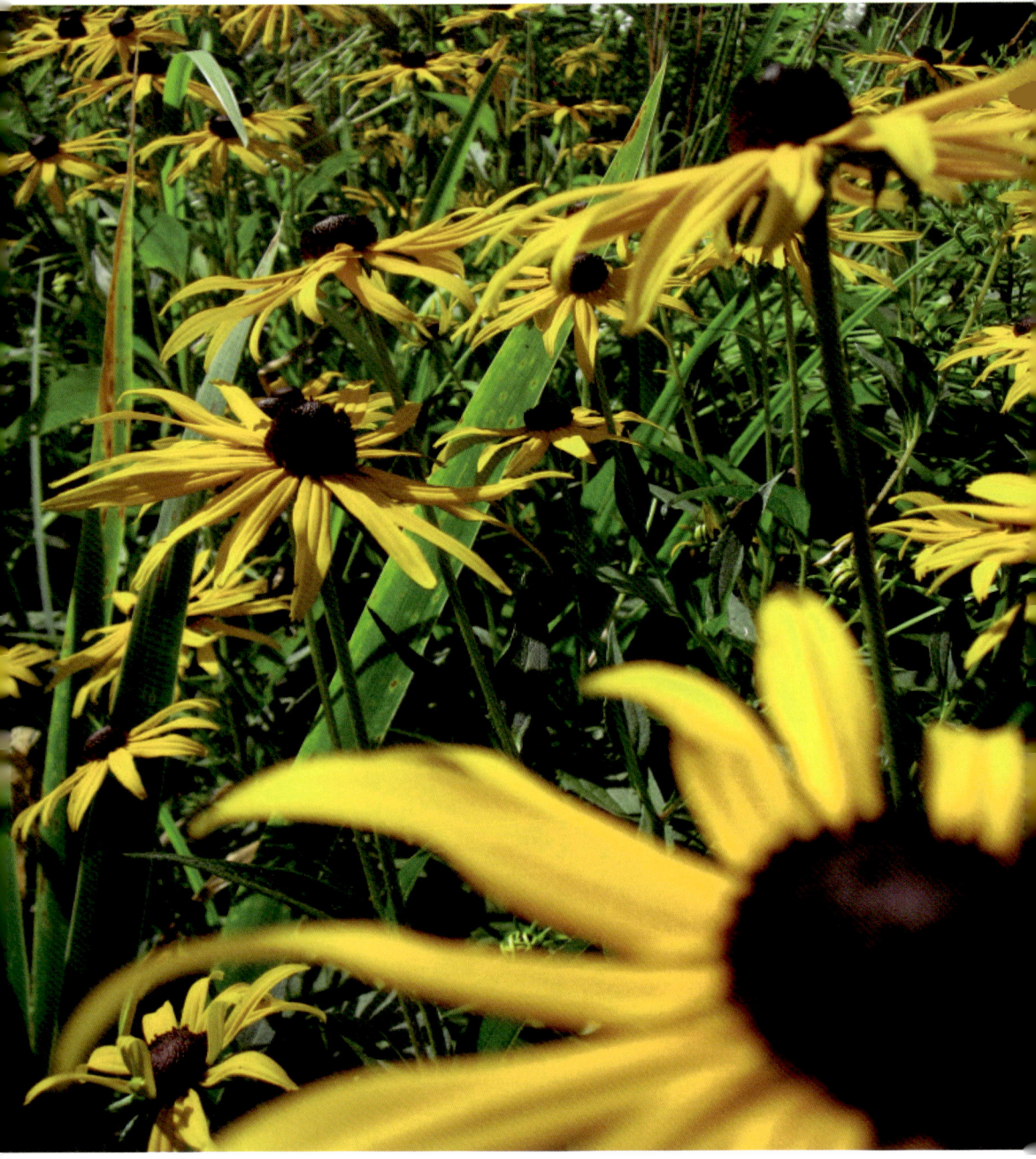

Mit dieser Form bauen Sie körperliche und geistige Energie für den bevorstehenden Tag auf, stärken Schritt für Schritt das Langzeitgedächtnis. Zugleich aber wird auch die geistige Potenz auf längere Sicht manifestiert. Und der Gesamt-Energiehaushalt wird gestärkt.

- Zur Einnahme von Kapsel oder Tablette am besten frisches Leitungswasser oder stilles Wasser. Kein Mineralwasser mit viel Kohlensäure.

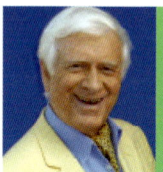

Prof. Bankhofer's
NADH-Tipp

- Wenn Sie aber ganz schnell innerhalb weniger Minuten – Energie brauchen und Ihr Gehirn in Schwung bringen wollen, dann legen Sie eine Lutschpastille unter die Zunge, lassen diese langsam zergehen und zerbeißen dann den letzten Rest. Sie werden binnen kurzer Zeit spüren, wie geistig und körperlich Sie für einen Volleinsatz bereit sind. Die Lutschpastille kann zu jeder Tageszeit eingenommen werden.

NADH hält die Energiebalance im Körper.

Das berichten Wissenschaftler und Ärzte über das Coenzym 1 NADH

Ich habe mich in diesem Buch, das ich mit viel Freude und Enga-gement geschrieben habe, bemüht, Ihnen das Coenzym 1 NADH leicht verständlich näher zu bringen. Damit Sie wissen, wie breit das Wirkspektrum dieser wunderbaren, körpereigenen Wirksub-stanz ist und für wie viele Situationen im Leben man es erfolgreich einsetzen kann. Ich möchte Ihnen aber nicht vorenthalten, was namhafte Wissenschaftler, Ärzte und eine Physiotherapeutin über NADH zu sagen haben.

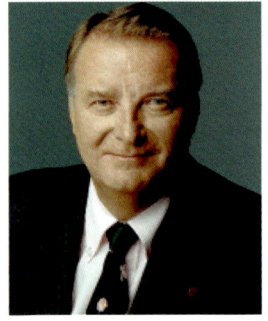

Prof. Prof. h.c. VRC Dr. Frank Bahr

NADH, Ubiquinon (Q10) und Akupunktur: Neue Energie für Lunge und Herz

Prof. Prof.h.c.VCR Dr. Frank Bahr ist 1. Vorsitzender der Deutschen Akademie für Akupunktur und Aurikulomedizin (DAAAM) e.V. Prof.h.c. an der Chinesischen Akademie der Wissenschaften und Prof. h.c. mit Gastprofessur an der Nanjing Universität für Traditi-onelle Chinesische Medizin, weiters ist er Präsident der Europä-ischen und der Deutschen Akademie für Akupunktur. Er schreibt wissenschaftliche Beiträge für Fachzeitschriften und hat zahlreiche Lehrbücher über Akupunktur verfasst.
E-mail: dr.bahr@akupunktur-arzt.de

Die beiden körpereigenen Coenzyme Ubiquinon und NADH ha-ben nach meinen persönlichen Forschungen eine sehr starke Reso-nanz zum Akupunkturmeridian der Lunge und da insbesondere auf den Akupunkturpunkt Lunge 7. Dieses Reflexareal ist innerhalb der Akupunktur eines der Wichtigsten überhaupt und wird in der Klas-sischen Akupunktur daher mit „Kardinalpunkt" und „Meisterpunkt" bezeichnet. Der Punkt Lunge 7 hat als Kardinalpunkt eine ganz besondere energetische Bedeutung und seine „meisterliche Wir-

Wirkung" bezieht sich auf alles Geschehen im Brustbereich, also für die positive Beeinflussung von Lunge und Herz. Erfahrungen unserer Akupunkturexperten weisen darauf hin, dass das Kombinationspräparat Life Light LU7® (bestehend aus den beiden Coenzymen Ubiquinon und Coenzym 1 - NADH) völlig identisch wie die Akupunktur des Punktes LU7 eingesetzt werden kann. In schweren Fällen wird man das Präparat LU7® (1 bis 2 Kapseln) zusammen mit der Akupunktur einsetzen, zur Sicherheit vor einem Rückfall sollte auch nach der Akupunktur für 2 Wochen die LU7® - Gabe weitergeführt werden. In allen anderen Fällen gibt man nur LU7® und verzichtet auf die gleichzeitige Durchführung der Akupunktur. Wenn allein die energetische Ausgangslage gebessert werden soll, reicht 1 Kapsel von LU7® morgens eingenommen aus."

NADH: eine wertvolle Bereicherung der onkologischen Therapie-Pläne

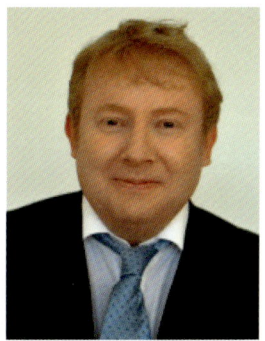

Rof. (RF) Frank Daudert ist der Leiter der Praxisklinik Daudert in Bad Aibling in Deutschland. Er ist Mitbegründer der deutschen Pro Leben Stiftung, ärztlicher Direktor und Geschäftsführer der Pro-Leben Klinik im österreichischen Igls bei Innsbruck, weiters Gastprofessor an der staatlichen Universität Moskau. E-mail: info@praxis-daudert.com

Rof. (RF) Frank Daudert, Ärztlicher Direktor ProLife Clinic Igls

Seit ca. 2 Jahren wenden wir in der ProLife Clinic in Igls NADH an, vor allem an Patienten mit Burnout und Fatigue-Syndrom bei Tumorerkrankungen. Gerade die Sublingual-Anwendung zeigt rasche energetische Verbesserungen innerhalb von 10 bis 20 Minuten. Dies betrifft das allgemeine Kräfteempfinden der Patienten, aber auch im Speziellen die Hirnleistung, die Merkfähigkeit und auch den Appetit. So hat sich NADH fest in unsere onkologischen Therapiepläne integriert.

Wir konnten keinerlei negative Auswirkungen im Sinne von Nebenwirkungen sehen. Die Patienten sind meist sehr zufrieden mit den rasch einsetzenden Effekten."

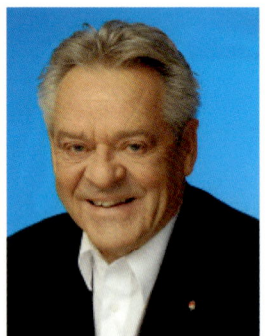

*Univ. Prof. Dr. med.
Emanuel Hell*

NADH, ein Jungbrunnen für Milliarden von Zellen!

Facharzt für Chirurgie Bezirksrettungschefarzt

Dieses Buch befasst sich mit der Wirkungsweise einer Wunder(Kraft)-Pille. Es belegt an weit mehr als 100 weltweiten schulmedizinischen Studien, wie sie mit einer natürlichen Substanz ihre geistige und körperliche Leistungsfähigkeit, aber auch ihr allgemeines Wohlbefinden, aber auch ihre Gesundheit erhöhen können. Coenzym 1, so heißt diese Substanz, ist darüber hinaus das einzige patentierte Anti-Aging-Mittel und damit ein Jungbrunnen für die vielen Milliarden Körperzellen.

Aus eigener Erfahrung über 3 Jahre kann ich die gleichbleibenden Wirkungen (und noch mehr!) bestätigen. Ich befinde mich damit mit vielen weltbekannten Persönlichkeiten aus Sport, Kultur und Geisteswissenschaften in guter Gesellschaft.

Viel Vergnügen beim Studium dieser Buches.

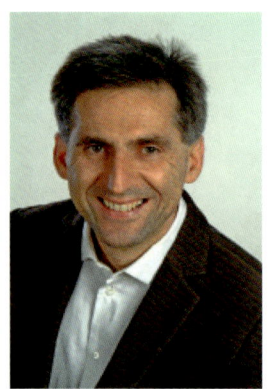

Dr. Stefan Hammer

Mit NADH hat die Zukunft der Energie-Medizin bereits begonnen

*Dr. Stefan Hammer ist Arzt für Allgemeinmedizin, Manualmedizin, Kurmedizin, Notfall-Medizin, für Anti Aging, Arbeitsmedizin und Ernährungsberatung in Heidenreichstein.
www.med4life.at, E-mail: hammer.biomedizin@aon.at*

Alles Leben ist Energie. Unser Organismus ist eine Zusammensetzung von über 60-80 Billionen Zellen, die aus der Nahrung die Energie der Photosynthese in die sogenannte biologische Energie umwandelt. Das gelingt nicht hundertprozentig, denn immer entsteht dabei Wärme, Wasser und Kohlendioxyd als Abbau- und Nebenprodukte. Die gefährlichsten Nebenprodukte sind aber die sogenannten Freien Radikale!

Ich beschäftige mich seit 15 Jahren mit Energiemedizin. Das ist die Medizin der Zukunft und diese hat bereits begonnen. Leider tappt die herkömmliche Schulmedizin hinterher und versteht weder deren Zusammenhänge noch die Auswirkungen auf unsere Gesunderhaltung und unser Krankwerden. Längst müsste man an Universitäten die Erkenntnisse der Energiemedizin, Ernährungswissenschaften und der Quantenphysik lehren. Damit könnte man der Menschheit mehr helfen als je zuvor in der Geschichte der Medizin.

Doch was genau ist Energiemedizin? Was die traditionelle chinesische Medizin schon seit über 4000 Jahren wusste, wird heute erfolgreich in der Raumfahrt und im Sport umgesetzt. Die Energie im Verlauf von Energiebahnen des Menschen zu aktivieren und zu balancieren. Genau darum geht es in der Energiemedizin: das System Mensch ins Gleichgewicht zu bringen. Derzeit befindet sich der Großteil der Menschen in einem inneren Krieg: Adrenalin, jenes Stresshormon, wird permanent ausgeschüttet und führt letztlich zum energetischen Ungleichgewicht. Dies bewirkt, dass der Gegenspieler unseres „aktivierenden Nervensystems", den man als Parasympathikus bezeichnet, die Überhand bekommt und dadurch der Sympathikus stillgelegt wird.

Dies führt zu permanenter Ermüdung, Erschöpfung und letztlich auch zu einem Burnout, was ja missbräuchlich in der heutigen Zeit verwendet wird und das man wieder mit falschen Waffen zu bekämpfen versucht. Erst der Zusammenschluss von Energiemedizin und Schulmedizin wird den Menschen helfen, Gesundheit zu erhalten und zu fördern.

Der Mensch besteht aus vielen Regulationssystemen und Regelmechanismen. Hormone, Signal- oder Botenstoffe und darüber stehend das Nervensystem mit seinen Leitungen. Letztlich sind es aber die kleinen Kraftwerke in unseren Zellen, denen wir unsere Lebensenergie zu verdanken haben. Sie heißen Mitochondrien und diese bilden im Rahmen eines sogenannten Knallgasphänomens die Lebensenergie durch den Träger dieser Energie, das bekannte ATP abgekürzt als Adenosintriphosphat-Verbindung. Erst damit können wir Muskeln bewegen und Arbeit verrichten oder eben Hochleistungssport betreiben. Die Entstehung dieser Verbindung bedarf aber wiederum eines Moleküls, besser noch, einer Molekülverbindung, dem NADH oder auch als Nikotinamid, kurz Coenzym 1 bezeichnet. Dieses Enzym ist in vielen

Stoffwechselprozessen eines der wichtigsten Coenzyme. Erst durch diesen Eiweißstoff in seiner Wasserstoff angereichten Form ist die Produktion vieler Stoffe in der Zelle erst möglich. Die Mitochondrien benötigen dazu 90 Prozent des eingeatmeten Sauerstoffs, um die körpereigenen Energie zu produzieren. Wie schon erwähnt, kommt es dabei leider auch zur Entstehung hochreaktiver Sauerstoffverbindungen, die man kurzum Freie Radikale nennt.

Diese schädigen leider auch die eigenen Mitochondrien und sollen dadurch auch für die Entstehung sämtlicher Erkrankungen verantwortlich sein. So weiß man zum Beispiel, dass ein hoher Blutspiegel an Freie Radikale zu neurodegenerativen Erkrankungen führt: zu Demenzen, Alzheimer, Diabetes mellitus Typ 2, um nur einige wesentliche zu nennen. Prof. Ames aus Amerika hatte dazu schon vor vielen Jahren ein Buch heraus gebracht, wo er sehr anschaulich die Zusammenhänge der Freien Radikale und allen Erkrankungen aufzeigt. So weiß man heute, dass alle Erkrankungen, die wir in unserer zivilisierten Welt kennen, zu 95 Prozent hausgemacht sind. Also unser Lebensstil, die Art wie wir uns ernähren. Wir essen zu wenig Obst, Gemüse oder Radikalfänger, wie die sogenannten Antioxidantien. Das sind die Inhaltsstoffe aus Obst, Gemüse, Beeren und Vollkornprodukten. Antioxidantien sind Stoffe, die die freien Radikale neutralisieren und sie so unschädlich für unseren Organismus machen.

Ein sehr gute Beispiel sind Spitzensportler. Sie produzieren alleine durch ihre vermehrte Atmung enorme Mengen an freien Radikalen. Aber auch der erhöhte Stoffwechsel trägt dazu bei. Unsere Fehlernährung durch Auszugsmehle, überhitze Fette, gebratene Speisen und der enorme Zuckerkonsum, trägt ebenso dazu bei. Wir ernähren uns nicht mehr artgerecht. Es fehlen die sogenannten Mikronährstoffe wie: Vitamine, Enzyme, Spurenelemente, Mineralstoffe und die Vielzahl von 100.000 Pflanzeninhaltsstoffen wie sie nur und ausschließlich in reifem Obst und Gemüse enthalten sind. Man spricht auch von sekundären Pflanzeninhaltsstoffen. Mikronährstoffe heißen deshalb so, weil sie eben nur in Mikrospuren in der Natur aufgebaut werden und vorkommen. Deshalb sollten wir große Mengen von etwa 10-12 Portionen frisches, rohes und reifes Obst und Gemüse tagtäglich zu uns nehmen. Eine artgerechte Ernährung, die für unsere Gesundheit förderlich ist, müsste demnach zu 70 Prozent aus Obst und Gemüse bestehen. Diese Daten zeigen Ernährungswissenschaftler deutlich auf.

Dazu kommen die Suchtkrankheiten durch Nikotin- und Alkoholkonsum. Auch dabei entstehen Unmengen von Freie Radikale. Beim Alkohol ist dies sehr deutlich zu sehen. Im Zustand des Rausches wird das Nervensystem geradezu mit Freie Radikale bombardiert, so dass es zum Torkeln kommt und Sprachprobleme durch mangelnde Koordination auftreten. Kurzum kommt dies Schlaganfallpatienten gleich.

Immer wieder hört man in der Bevölkerung sagen, dass wir sehr alt werden. Ja, aber in welcher Form und in welchem Zustand? Unsere Batterien, die Körperzellen, werden bei vielen schon mit 30 Jahren halb leer erschöpft durch Mangel an Vitalstoffen und Lebensenergie. Mit 50 Jahren sind viele so energielos, dass chronische Müdigkeit und bereits mehrere Erkrankungen auftreten und den Alltag bestimmen. Mit 99 Jahren sind die meisten schon tot! Tatsache ist, dass es zwar 70- und über 80 Jährige in unserem Land gibt. Aber diese sind multimorbid, mit vielen Krankheiten am Leben. Schließlich brechen die Regelsysteme und die Selbstheilungsmechanismen zusammen und der Mensch stirbt durch Energiemangel.

Durch Mangel an Energie können unsere Zellen nicht länger den Stoffwechsel aufrechterhalten und die sogenannte Zellspannung. Die Zellspannung wir mit minus 70-120 Millivolt gemessen. Kranke Zellen und Entzündungszellen weisen völlig andere Spannungswerte auf. Da ist klar, dass Energie fehlt. Die Zellmembran ist das eigentliche Gehirn der Zelle, so wie die Haut insgesamt das eigentliche Gehirn ist. Prof. Bruce Liptons Forschungsergebnisse belegen dies ganz klar. Wir Menschen unterliegen alle einer sogenannten biologischen Gesetzmäßigkeit. Egal was wir glauben oder denken, letztlich gibt es Gesetzmäßigkeiten, so wie in der Physik, dass Vitalstoffe wie Enzyme, Vitamine usw. von enormer Wichtigkeit für die Zell- und damit Gesamtgesundheit sind. Dazu gehört zunächst unsere Ernährung. Eine sehr vitalstoffreiche Ernährung durch frisches Obst und Gemüse. Viel Wasser zu trinken. Mindestens 1,5 Liter täglich. Bewegung durch Sport verändert die Hirnchemie und die Chemie in unseren Zellen positiv und nachhaltig. Das Immunsystem wird dadurch ebenso gestärkt. All das versteht man unter „biologischer Gesetzmäßigkeit!"

Noch nie gab es so viele Erkrankte mit Diabetes, mit Demenzen. Noch nie gab es so viele Pflegefälle. Laut Statistik steigen die Zahlen der Pflegefälle pro Jahr um 100 Prozent! Wenn man sich die Ernährungsweise näher ansieht, fällt vieles auf was geändert gehört. Auch die Mangelbewegung ist ein großes Problem. Nicht zuletzt die negative Grundeinstellung und Denkungsweise ist einer der Gründe, warum der Gesundheitszustand so dermaßen schlecht erscheint und es auch ist. Wir leiden heute unter den typischen Zivilisationskrankheiten. Also Erkrankungen, die durch unser zivilisiertes Leben entstehen. Falsche Ernährung, Mangelbewegung, Energiemangel rundum.

Der Mensch ist so gesund, wie es seine Zellen sind. Zahlreiche wissenschaftliche Berichte und Belege zeigen uns sehr deutlich die Zusammenhänge zwischen Lebensstil und Erkrankungen.

Im Vordergrund aller Erkrankungen die wir in unserer Zivilisation kennen, stehen chronische Entzündungsprozesse. Hervorgerufen durch eine Überzahl an Freien Radikalen im Blut und dadurch entstandene Entzündungsstoffe die direkt von den Zellen produziert werden und ihr zerstörerisches Werk vor Ort beginnen. Bedenken wir: Krankheiten entstehen über viele Jahrzehnte in einer langsamen Entwicklung. Bei Gefäßen, von denen wir etwa 240.000 km im Körper haben, dauert es 15 - 25 Jahre der Entstehung von der Verkalkung mit geringer Stärke bis hin zum Verschluss. Deshalb ist es so enorm wichtig bereits in der Jugend für die Gesundheit etwas zu unternehmen. Wer gesund altern möchte, der muss sich unweigerlich damit auseinandersetzen, was unsere Gesundheit fördert, wie unsere Körperzellen arbeiten und welche Stoffe sie zur optimalen Balance einer langen Lebensdauer benötigen.

Ebenso wichtig ist die Bewegung. Sie wirkt antidepressiv. Wir wissen, dass durch Sport die eigene Endomorphin-Produktion im Gehirn gesteigert wird: die Produktion der Glückshormone. Hier greift NADH helfend ein. Bei hirndegenerativen Erkrankungen wie die Demenzen es sind, wirkt NADH durch die Ankurbelung der Hormonproduktion von Dopamin. Noch niemals in der Geschichte wurden so viele Antidepressiva verschrieben wie in unserer Zeit! Tendenz: steigend!

NADH wird von der wissenschaftlichen Gemeinschaft zwar anerkannt und mit Studien untermauert, jedoch viel zu wenig empfohlen. Es ist aber so wichtig für die Energie-Medizin.

NADH benötigen wir für die zelluläre Entwicklung und die Energieproduktion: Es ist notwendig, um Energie aus der Nahrung zu produzieren und es ist der hauptsächliche Elektronentransporteur in den Energie produzierenden Prozessen in den Zellen. NADH ist nicht nur ein wichtiges Antioxidans. Die Wissenschaft bestätigt, dass NADH das stärkste Antioxidans ist und den Körper vor Schäden durch Freie Radikale zu schützt. NADH ist für die Energieproduktion in der Zelle lebensnotwendig. Mangel an NADH verursacht sowohl geistige wie körperliche Erschöpfung und Müdigkeit. Unsere Lebensweise zeigt einen deutlichen Mehrbedarf an NADH und Vitalstoffen, daher sollten wir unbedingt diesen Energiebereitsteller und Radikalfänger täglich zu uns nehmen. Ich selbst profitiere seit fast 10 Jahren davon und könnte mir ein Leben ohne Nahrungsergänzung nicht mehr vorstellen! Es bedarf zur Unterstützung von Gesundheit und Wohlbefinden eine Zufuhr dieses so wertvollen Vitamins.

NADH ist lebensnotwendig und wird von den Zellen aller Gewebe im Körper zur Energiebereitstellung benötigt.

Seit vielen Jahren empfehle ich als Arzt dieses Mittel zur Steigerung von Wohlbefinden und Energie generell. Aber auch bei vielen Erkrankungen die durch viele Medikamente behandelt werden und die ja letztendlich wiederum Freie Radikale darstellen, empfiehlt es sich NADH einzunehmen. Damit werden Schmerzen gelindert, Medikamentenwirkungen verbessert und gesteigert und der Körper bekommt dadurch mehr Energie. Energie, die nötig ist um den Alltag zu genießen. Unser Wohlbefinden hängt unmittelbar von dieser Energiebereitstellung ab. Meine Erfahrungen zeigten auch, dass bei bestimmten Anfängen von Parkinsonbeschwerden, also zittrige Hände, ein Rückgang zu verzeichnen war. Nach Jahren der Einnahme kam es zum Stillstand dieser Beschwerden, die in den Anfängen der Beschwerden durch die Einnahme von NADH unterstützt wurden! Auch wenn es sich bei meinen Praxiserfahrungen um Einzelerscheinungen handelt, so ist es doch beweisend wie enorm wichtig dieses NADH generell ist.

Sehr gute Erfahrungen habe ich mit Patienten gemacht, die an Erschöpfungssyndromen litten. Oft waren schlagartige Verbesserungen zu verzeichnen. Natürlich sollte man auch den Nikotin- und Alkoholkonsum senken, besser ganz aufgeben, um auf Dauer mehr Energie zu haben. Wer NADH einnimmt, ist tatsächlich zu mehr Leistungen fähig. Viele Schüler bestätigten mir vor Prüfungen durch die Einnahme eine Verbesserung ihrer Leistungen. Die Konzentration, also das bewusste Lernen, gelingt besser. Die Anstrengungen gegen eine immer wiederkehrende Müdigkeit müssen nicht mehr geleistet werden. Dadurch ist wieder mehr Energieaufwand nötig! Es ist ein Teufelskreis. Viele rauchen und trinken Kaffee in der Hoffnung, dadurch mehr Energie zu bekommen. Geradezu das Gegenteil tritt ein. Sie erzeugen dadurch ein Vielfaches an Freie Radikale und stören enorm das ohnehin gestörte Gleichgewicht im Nervensystem und den Regelmechanismen. Die Folge: Es wird verkrampft noch mehr von diesen „Giftstoffen" zugeführt, mit der Folge von weiterer Enttäuschung über eine dauerhafte Energieerschöpfung, die ja in den Zellen passiert!

Raucher, denen ich NADH empfohlen habe, waren geradezu erstaunt über die spontane Wirkkraft dieses Naturstoffs. Der Energieschub war vielen ein Rätsel und so kam es auch, dass ich es bei den Rauch-Frei-Seminaren regelmäßig zur Empfehlung brachte. Der Erfolg war groß.

Meine Erfahrungen zeigten auch eine Verbesserung der Schlafqualität, die noch durch zusätzliche Einnahme von einer Aminosäure, Tryptophan, gesteigert wurde.

Da ich selbst sehr viel Sport durch Laufen, Radfahren und konsequentes Muskeltraining mache, konnte ich an mir selbst die Erfahrung machen, dass die Einnahme von NADH meine Leistungen steigerte und deutlich verbesserte. So kommt es, dass ich trotz älter werden keinerlei Energieverlust einbüße, wie ich es bei Gleichaltrigen stets beobachte. Wissenschaftlich ist belegt, dass NADH die Alterungsprozesse zurückdrängt. Der Hauptgrund ist die sehr starke antioxidative Wirksamkeit. Es wird der innere Verrostungsprozess zurückgedrängt. Denken Sie an ein Eisengeländer in der freien Natur, nach Jahren oxidiert der Sauerstoff in unserer Luft das Eisen derart, dass es nahezu aufgefressen wird und zerfällt. Ähnliches passiert in unserem Körper beim Alterungsprozess.

Es empfiehlt sich auch erfahrungsgemäß beim Sport mehrmals täglich NADH ein zu nehmen. Die Entzündungsprozesse, die ich schon erwähnt habe, werden dadurch deutlich und messbar gesenkt. Ich setzte NADH auch bei akuten und chronischen Entzündungen ein. Ein klarer Abfall der Entzündungswerte und eine verminderte Tabletteneinnahme bestätigen die Wirksamkeit. NADH hilft so nicht nur Energie mehr in Bereitschaft zu haben, sondern auch durch die natürliche Schlafqualität, Energie zu regenerieren. Alle Vorstufen von Hormonen, Signalstoffen für unser Nervensystem usw. benötigen als Grundbaustein NADH. Dadurch wird klar ersichtlich, dass es zu Auswirkungen kommen muss, wenn man NADH vermehr zu sich nimmt.

Ich bin dankbar für jeden Tag, wo ich NADH und Vitalstoffe durch natürliche Nahrungsergänzungsmittel zu mir nehmen kann. Denn angesichts der dramatischen Mangelsituation von wertvollen Lebensmitteln durch unsere falsche Lebensweise, waren Nahrungsergänzungen noch nie so wichtig wie heute. NADH sollte nicht nur im Spitzensport, sondern in der breiten Bevölkerung vermehrt eingenommen werden, um chronische Krankheiten vorzubeugen und die Erschöpfungssyndrome entgegenzuwirken. Ich empfehle immer mehr Menschen NADH. Dank dieser Entwicklung von NADH ist mein Leben reicher an Energie und Qualität geworden. Für mich liefert NADH als Arzt mit dem Diplom der praktisch angewandten Anti-Aging-Medizin den Beweis, dass man Alterungsprozesse und Energiebereitstellung in natürlicher Form positiv beeinflussen kann. Für mich war es aber auch eine klare persönliche Entscheidung, NADH als ständiges Ergänzungsmittel zur Energiesteigerung zu mir zu nehmen. NADH hat Null Nebenwirkungen und ist leicht einzunehmen. Selbst beim Laufen kann man es bequem unter der Zunge zergehen lassen und freut sich über eine vermehrte Leistungssteigerung, über Vitalität und Energie.

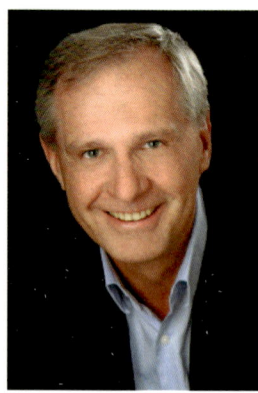

Dr. Bernd Kleine-Gunk

Die Anti-Aging-Kur für die Zellen

*Prof. Dr. med. Bernd Kleine-Gunk ist Leitender Arzt für Gynäko-
logie an der Euromed Clinic, Fürth, Deutschland. Präsident der
Deutschen Gesellschaft für Prävention und Anti-Aging Medizin
(GSAAM), www.euromed.de*

Freie Radikale werden seit mehr als 50 Jahren für den Alterungsprozess beim Menschen mitverantwortlich gemacht. Erst in den
letzten Jahren hat sich herausgestellt, dass die meisten freien Radikalen nicht so sehr durch Umweltgifte oder UV-Strahlung entstehen, sondern sie werden bei der körperlichen Energiegewinnung
freigesetzt. Die Energiegewinnung findet in den Zellen in den
Mitochondrien statt – den Kraftwerken der Zellen. Man begreift
immer mehr, dass Veränderungen in den Mitochondrien für den
Alterungsprozess verantwortlich sind.

Als Abfallprodukt der Energiegewinnung in den Mitochondrien
entstehen freie Radikale. In der Folge wird mit dem Alter der
Energie-Output immer geringer, der Ausstoß an Schadstoffen jedoch erhöht sich. In der so genannten mitochondrialen Medizin
wird versucht, diesen Veränderungen entgegenzuwirken. Eine
wichtige Grundvoraussetzung für die Energiegewinnung in den
Mitochondrien ist dabei das Coenzym 1 NADH.

Dieses NADH greift an den zwei wichtigsten Stellen der mitochondrialen Alterung an: Die verminderte Energieproduktion
wird umgedreht in erhöhte Energieproduktion und die Ausschüt-
tung von freien Radikalen wird abgefangen. Damit kann auf mo-
lekularer Ebene in den Alterungsprozess eingegriffen werden.
Die Schwierigkeit besteht darin, dass NADH eine sensible Substanz ist, die bei Einwirkung von Licht und Luft zerfällt und beim
Schlucken von der Magensäure zerlegt wird. Bei Nahrungser-
gänzungsmitteln wie ENADA® ist es erstmals gelungen, NADH
in eine Form zu bringen, die den Lauf durch den Magen unbeschadet übersteht.

Meine Anwendungsempfehlungen: Alterungsprozesse fangen im
Prinzip mit dem dreißigsten Lebensjahr an und werden ab 40
Jahren merkbar. Das ist die Zeit, wo man mit generellen Anti-
Aging-Maßnahmen anfangen sollte. Patienten, die insgesamt

Energieprobleme haben, wie dem Chronic Fatigue Syndrome oder Burnout-Problemen, wo die Akkus leer sind, berichten bei der Einnahme von ENADA® über eine deutliche Verbesserung ihres Zustandes. ENADA® sind Tabletten, die morgens eingenommen werden. Für eine sofortige Hilfe empfehle ich ENACHI® Lutschtabletten.

NADH: ein wichtiges Coenzym fürs Gesundbleiben und Gesundwerden

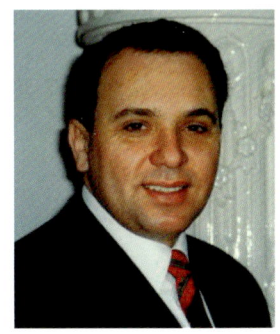

Prof. Dr. med. Dr. h.c. Wolfgang Köstler ist Arzt und Wissenschaftler, Onkologische Schwerpunktpraxis, Präsident der Österreichischen Gesellschaft für Onkologie (ÖGO) www.oego.or.at

Prof. Dr. med. Dr. h.c. Wolfgang Köstler

Das Leben des Menschen spielt sich zwischen Oxidationen und Reduktion ab. Der Sauerstoff, den wir zum Leben brauchen besitzt eine Janusköpfigkeit. Einerseits brauchen wir ihn zum Atmen und damit zum Leben, auf der anderen Seite macht er uns alt und krank, lässt uns gleichsam rosten. Aus den Redoxreaktionen in unserem Körper schöpfen wir unsere Lebensenergie. Alle oxidativen Prozesse sollten bei optimaler Gesundheit in einem Gleichgewicht zu den reduktiven Prozessen stehen.

Ein Überschuss an oxidativen Prozessen mit der Überproduktion an zerstörerischen freien Radikalen nennen wir oxidativen Stress, ausgelöst durch reaktive Sauerstoffmetabolite (ROS) und den Überschuss an aggressiven Stickstoffstufen (NOS) nennen wir nitrosativen Stress. Lang dauernder oxidativer und nitrosativer Stress führen zu vorzeitiger Alterung und Lebensenergieverlust beim Menschen. Alle Lebensvorgänge sind normalerweise abhängig vom Vorhandensein von ausreichend Energie, von einer ordnenden Energie, die einem Energieverlust mit zunehmender Unordnung in den biologischen und physiologischen Prozessen im menschlichen Organismus entgegenwirkt.

Immer wieder suchen die Menschen nach Stoffen die ihre Lebensenergie verbessern können, vor allem in Zeiten erhöhter Anspannung und Leistung, aber auch, um gegen Alterungsprozesse anzukämpfen und das Auftreten von Krankheiten zu verhindern.

Ein Mensch, der mit sehr guter Energie ausgestattet ist hat eine geringere Chance krank zu werden als jemand, der sich in einem schlechten Energiezustand befindet. Eine dieser Substanzen, die in der Energiebildung des Körpers eine Rolle spielt ist NADH, die reduzierte Form von NAD+. Sie dient im oxidativen Stoffwechsel als energielieferndes Coenzym.

Dabei handelt es um einen körpereigenen Stoff, denn NAD+ und seine reduzierte Form NADH werden im Körper normalerweise aus den Vitaminen Nicotinsäure und Nicotinamid oder als Nebenreaktion des Tryptophanstoffwechsels gebildet. NAD/NADH (Nicotin-Adenin – Dinucleotid), auch Coenzym 1 genannt, kommt natürlicherweise in jeder menschlichen Zelle vor. Ohne Coenzym 1, das den Transport des Wasserstoffes, den wir aus der Nahrung gewinnen, regelt und der zur Energiegewinnung durch Verbrennung (Oxidation) notwendig ist, könnte die Zelle keine Energie produzieren und alles Leben käme zum Erliegen.

NADH unterstützt in jeder Körperzelle wesentlich die Verbrennung der aufgenommenen Nahrung zu lebensnotwendiger biologischer Energie. Coenzyme sind immer Helfermoleküle für Enzyme, die die eigentliche Arbeit im Organismus verrichten aber ohne die Coenzyme kann kein Enzym seine Aufgabe erfüllen.

NADH oder Coenzym 1, wie es auch genannt wird, kann in Zeiten des erhöhten Bedarfes oder bei unausgewogener Ernährung zusätzlich zur normalen Nahrung zugeführt werden. Es wird berichtet, dass NADH (Coenzym 1) positive Effekte bei Vergesslichkeit, Müdigkeit und Abgeschlagenheit hat.

Eine tägliche Zufuhr von 5-10 mg scheint sinnvoll zu sein. Hefe ist ein Lieferant von NADH, aber auch Fleisch und Fisch. Arm an Coenzym 1 sind Getreide, Obst und Gemüse. Vegetarier ist zu empfehlen, NADH zusätzlich einzunehmen.

Die energiereiche, reduzierte Form, NADH dient im oxidativen Stoffwechsel als energielieferndes Coenzym der Atmungskette, in der ATP (Adenosin – Tri-Phosphat) die alles Leben erhaltende Energieform gebildet wird.
Gesundes Leben benötigt ATP, ein Molekül das die Energieform darstellt, die unser Leben erst ermöglichet. Die menschliche Zelle muss ununterbrochen Energie in Form des Moleküls ATP produzieren, um den Organismus ungestört am Leben zu halten.

Diese Energie wird in den menschlichen Zellen in der Atmungs-kette, die in den Mitochondrien lokalisiert ist, produziert. Mito-chondrien sind die Zellbestandteile, die die Kraftwerke der Zelle darstellen. Durch Störung der Funktion der Mitochondrien durch oxidativen oder nitrosativen Stress, dem der moderne Mensch vermehrt ausgesetzt ist, kann es zu einer verminderten ATP Pro-duktion kommen, die sich in Form von Müdigkeit, Vergesslichkeit, Erschöpfung bis hin zum Auftreten von akuten oder chronischen Krankheiten zeigt. Zahlreiche Erkrankungen des Menschen sind als Mitochondriopathie zu sehen, als eine krankhafte Störung der Mitochondrienfunktion. In einer solchen krankhaften Situation wird nicht mehr die optimale biologische und ordnende Energie produ-ziert. Die Redoxreaktionen die zur Energiegewinnung in der Zelle notwendig sind und die sich in den Mitochondrien abspielen, sind biochemisch und elektophysiologisch sehr komplizierte und komplexe Reaktionen, die vom Vorhandensein aller Partner dieser Reaktion wesentlich abhängen. Ein solcher wichtiger Partner in den Redoxreaktionen der Atmungskette ist NAD+ oder seine redu-ziert Form das NADH.

Man geht bei der Zufuhr von NADH davon aus, dass man mit diesem Coenzym die Energiebildung in der Zelle unterstützen und damit die Gesundheit des Menschen stabilisieren oder die Wiederherstellung derselben erleichtern kann. Besonders in Zeiten vermehrten physischen und psychischen Stresses ist der Bedarf an NADH erhöht. Spezielle Unterstützung kann beim chronischen Müdigkeitssyndrom CFS oder Burn out Syndrom erwartet werden, beides heute sehr häufige Symptome des modernen Zivilisations-menschen in einer unbarmherzigen Leistungsgesellschaft. Überall wo energetische Defizite auftreten, sei es in Überlastungssituati-onen (oxidativer, nitrosativer Stress), bei gestörter Energieprodukti-on in den Zellen, bei Schwächung durch Krankheit, bei einseitiger Ernährung, macht es Sinn, NADH zuzuführen.

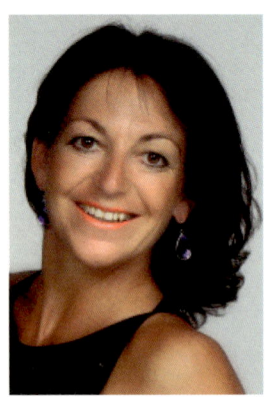

Siglinde Grillhofer

Vier Fall-Beispiele über die Wirkung von NADH

Siglinde Grillhofer ist Physiotherapeutin und Heilpraktikerin (Praxis Ananda) www.ananda-vibes.com

1. Fallbeispiel:

Eine 62jährige Patientin wurde aufgrund ihrer jahrelangen Schmerzen im rechten Hüftgelenk mit der Diagnose Coxarthrose operiert und mit einer Totalendoprothese (TEP) versorgt. Die OP verlief reibungslos, die Regeneration und die physiotherapeutische Behandlung waren problemlos und erfolgreich. Lediglich klagte die Patientin seit der OP an massiven Schlafstörungen.

Empfehlung: täglich morgens nüchtern 10 mg NADH (Coenzym 1) in Kombination mit Tryptophan, Magnesium und Vitamin B6 (Kombinationspräparat).

Ergebnis: Bereits nach 2 Wochen hatte die Patientin ihren physiologischen Schlafrhythmus wiedererlangt, sie kann ein- und durchschlafen. Die Einnahme wurde für 6 Monate fortgesetzt, da die Patientin eine Verbesserung des Allgemeinbefindens empfand.

2. Fallbeispiel:

Eine 53jährige Patientin befand sich seit etwa 2 Jahren in der Prä-Menopause und klagte über erhebliche Stimmungsschwankungen und depressiven Verstimmungen.

Empfehlung: täglich morgens nüchtern 10 mg NADH (Coenzym 1) in Kombination mit Coenzym Q10, Isoflavonen, Yams und B-Vitaminen (Kombinationspräparat).

Ergebnis: Nach einer Woche versprühte die Patientin bereits eine positive Veränderung der Stimmung, nach weiteren zwei Wochen berichtete die Patientin über Ausgeglichenheit, besserer Belastbarkeit, gutem Schlaf und einer Verminderung der Schweißbildung. Die Einnahme des Präparates wird bis heute fortgesetzt.

3. Fallbeispiel:

Ein 37jähriger Patient ist enormen beruflichen Belastung ausgesetzt und klagt über Konzentrationsstörungen, Müdigkeit und Einschlafstörungen. Zusätzlich zu ganzheitlichen Therapiemaßnahmen (Vitalfeldtherapie, Holitic Pulsing, Cranio Sacral Therapie) gibt es folgende **Empfehlung:** 20 mg NADH als Lutschpastille 3 – 4 mal täglich, ja nach Bedarf, in Kombination mit Arginin und Maca (Kombinationspräparat).

Ergebnis: Bereits nach einigen Tagen berichtet der Patient über eine bessere Belastungs- und Konzentrationsfähigkeit. Nach etwa 3 Wochen hat sich auch das Einschlafverhalten deutlich gebessert.

4. Fallbeispiel:

Eine Mutter kommt mit ihrem 9 Jahre alten Sohn in meine Praxis und klagt über massive Schwächen im Lernverhalten und über Unruhe ihres Kindes.

Neben ganzheitlichen Therapiemaßnahmen (Ernährungsumstellung, Entgiftung, Vitalfeld-Therapie) sprechen wir folgende **Empfehlung** aus: 10 mg NADH (Coenzym 1) als Lutschpastille, wohlschmeckend, morgens am Schulweg und mittags vor dem Hausaufgabe machen. Zusätzlich empfehlen wir die Einnahme von B-Vitaminen kombiniert mit Zink und Afa-Alge (Kombinationspräparat).

Ergebnis: Der Bub kommt nach 3 Wochen zur nächsten Therapiestunde und wirkt fröhlich und ausgeglichen. Die Mutter berichtet über ein wesentlich konzentrierteres Lernverhalten mit mehr Freude. Der Bub beginnt sich besser zu strukturieren.

Die tägliche Portion Energie für jede Lebenslage

Ein Nachwort

Sie haben mit der Lektüre dieses Ratgebers das Geheimnis der Lebensenergie kennengelernt. Das Coenzym 1 NADH. Es versorgt jede Zelle mit Energie, gibt allen Organen – angefangen vom Herzen bis zur Leber – neue Kraft. Es gibt uns geistig volle Power und schafft alle Voraussetzungen im Körper fürs Jungbleiben. Es stabilisiert unsere Immunkraft. Wenn Sie zu jenen Menschen gehören, die morgens kraftlos vor dem Tag stehen, dann brauchen Sie NADH. Wenn Sie vor großen Entscheidungen sehen, geistig besonders fit sein wollen, dann brauchen Sie NADH. Das heißt: Sie haben von Natur aus zu wenig in Ihrem Organismus. Ob Sie mit mehr Schwung durchs Leben gehen wollen, nach einer Krankheit neue Aufbauarbeit leisten müssen, ob Sie Liebeskraft aus der Natur tanken wollen, endlich wieder erholsamen Schlaf finden wollen, dann heißt das Schlüsselwort NADH. Nach all dem, was das Coenzym 1 für jeden von uns tun kann, ist es meiner Meinung nach noch immer viel zu wenig bekannt. Darum habe ich dieses Buch geschrieben, damit ich Ihnen den Wert von NADH ein wenig näher bringen kann. Und damit Sie verstehen, wie Sie zu Ihrer täglichen Portion Energie für Körper und Geist gelangen können.

Prof. Hademar Bankhofer, der Autor dieses Ratgebers, ist einer der führenden Medizin-Publizisten für die Themen Prävention, Naturarzneien, Hausmittel und gesunde Ernährung im deutschsprachigen Raum und in viele anderen europäischen Ländern. Millionen kennen ihn aus Fernsehen, Hörfunk, Seminaren, aus Zeitungskolumnen und aus seinen Ratgeber-Büchern, durch die er zum Bestsellerautor geworden ist. Er folgte vor einigen Jahren ehrenvollen Einladungen

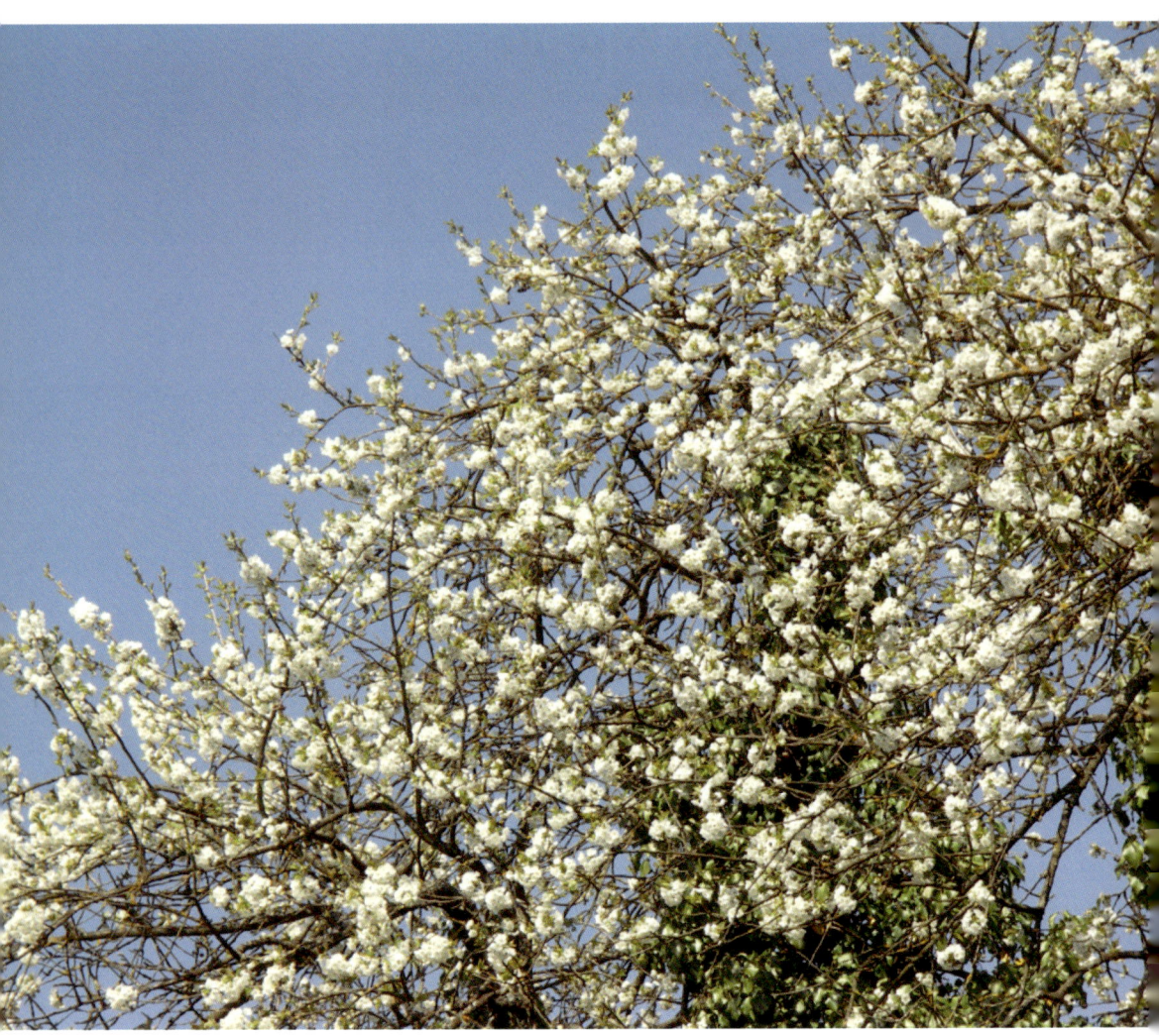

*Mit NADH
werden Sie Ihren
zweiten Frühling
erleben!*

an die Harvard- und an die Tufts-Universität, aber auch an die Universität von North Carolina. Er war 8 Jahre lang Lehrbeauftragter an der Universität Leipzig und arbeitet seit über 20 Jahren eng mit dem Institut für Sozialmedizin an der Universität Wien zusammen. 1991 erhielt er über Vorschlag der Universität Wien vom Wissenschaftsministerium für seine populärwissenschaftliche Arbeit den Berufstitel „Professor". 2008 wurde er in Deutschland zum „Medizin-Guru des Jahres" gewählt. Kurz darauf wurde ihm der „Deutsche Preis für Gesundheits-Aufklärung" verliehen. Seit 2009 ist er der Leiter des Bankhofer-Zentrums an der internationalen Akademie für medizinische Kommunikation in Bad Füssing. Seine Bücher - darunter einige Bestseller - werden nicht nur in Deutschland, Österreich und der Schweiz gelesen, sondern auch in Finnland, Frankreich, Russland, Polen, Tschechien, Slowakei, Holland, Ungarn, Littauen. Er präsentiert beim österreichischen Privat-Fernsehsender „Austria 9" sein Gesundheits- und Wellness-Magazin „Einfach Bankhofer" und moderiert im deutschen Bibel-TV die erfolgreiche TV-Serie „Alte Hausmittel", von der bereits 10 Folgen ausgestrahlt wurden. Beim Sachsen-Fernsehen läuft mit ihm die Gesundheits-Sendung „Gut geht's!". Bankhofer war einer der ersten Medizin-Publizisten, der sich mit NADH befasste. Beiträge zu Coenzym 1 gibt es seit Jahren immer wieder in seinen Büchern.

Wann nehme ich welches NADH-Produkt?

AX | 10® „Auf die funktionelle Kombination kommt es an":
Lutschpastille - 20 mg NADH plus Spirulina

Diese NADH-Kombination eignet sich besonders bei Müdigkeit, Abgeschlagenheit, Konzentrations- und Reaktionsmangel, bei nicht gesunder, nicht ausgewogener Ernährung, bei Übersäuerung und bei Belastung durch Stoffwechselmüll und Umweltschadstoffe. Man erzielt damit sehr rasch einen klaren Kopf und muss wissen, dass die Kombination mit Spirulina eine entgiftende Wirkung im Organismus hat.

NX | 10® „Die Basislutschpastille für die reine Energiezufuhr":
Lutschpastille - 20 mg NADHpur

Diese Pastille, die man auch fein zerkaut unter der Zunge zergehen lässt, hilft bei Energiemangel, Abgeschlagenheit und Müdigkeit, wenn man eine starke geistige Leistung erbringen muss und schnell Fitness im Kopf aufbauen möchte. Diese Form von NADH nimmt auch die Unsicherheit bei heiklen Gesprächen und lindert das Lampenfieber bei öffentlichen Auftritten.

SX | 10® „Auf die funktionelle Kombination kommt es an":
Lutschpastille - 20 mg NADH plus L-Arginin

Zu dieser Kombination greift man, wenn man überarbeitet ist, starken Leistungsdruck hat und mit schlechter Stimmung kämpft oder von einer gewissen Lustlosigkeit begleitet wird. Das reicht bis zu sexuellen Störungen und Pannen, die eine seelische oder stressbedingte Ursache haben. Unterstützend vor Langstreckenflügen zur Vorbeugung von Jetlag.

TX | 10® „Auf die funktionelle Kombination kommt es an":
Lutschpastille - 20 mg NADH plus Typtophan

Diese Form von NADH empfiehlt sich bei Schlafstörungen, starker Stressbelastung, wenn man sich dem Burnout Syndrom nahe fühlt, nervöser Unruhe, angegriffenen Nerven und Ängsten.

ENADA® – das Original als Tablette zum Schlucken!

Zur traditionellen Tablette (good morning ENADA®) greift man, wenn man von morgens an für den ganzen Tag eine gewisse anhaltende geistige Sicherheit und Wendigkeit aufbauen möchte. Wenn der Tag so geplant ist, dass man viele Stunden geistig fit bleiben soll.

ENACHI® – das Original als Lutschpastille
„Die Basislutschpastille für die reine Energiezufuhr"

Das ist die NADH-Form, die man dann einsetzt, wenn man mitten am Tag oder abends ganz schnell zu geistiger Hochform auflaufen möchte und danach entspannt zu Bett gehen will.

ENA-G® plus – Lutschpastille mit NADH + L-Arginin + Maca

Zu dieser Kombination greift man, wenn man sehr viel Stress hatte, sich sehr unter Druck fühlt, wenn man überarbeitet ist, starken Leistungsdruck hat und mit schlechter Stimmung kämpft oder von einer gewissen Lustlosigkeit begleitet wird. Das reicht bis zu sexuellen Störungen und Pannen, die eine seelische oder stressbedingte Ursache haben.

ENAZYM® – Kapsel mit NADH und Tryptophan

Diese Form von NADH empfiehlt sich bei Schlafstörungen, starker Stress-Belastung, nervöser Unruhe, angegriffenen Nerven und Ängsten, wenn man positive Stimmung aufbauen will.

LU7® – die effektive Kombination von NADH & Q10

Die Coenzyme Ubiquinon (Coenzym Q10) und NADH (Coenzym 1) ergänzen sich ideal am Beginn der Atmungskette für die Synthese von ATP. Die „meisterliche Wirkung" von LU7® bezieht sich auf alles Geschehen im Brustbereich, also für die positive Beeinflussung von Lunge und Herz.

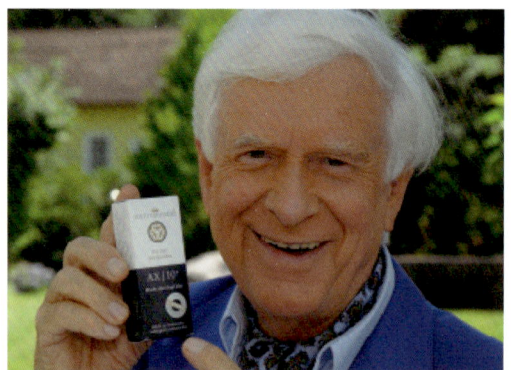
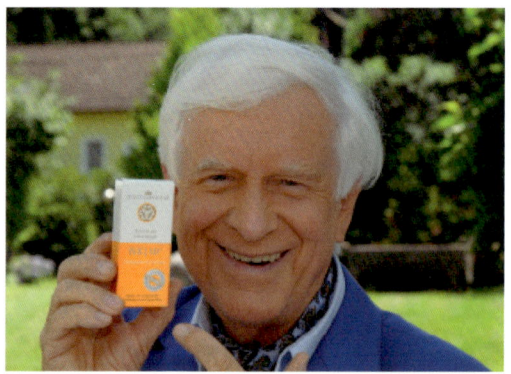

Nutrimental-
NADH-Produkte

Erhältlich sind die Produkte in
exklusiver EU-Verpackung
(original AXl10®, NXl10®, SXl10® Formel)
im Internet unter: www.nadh-apotheke.eu

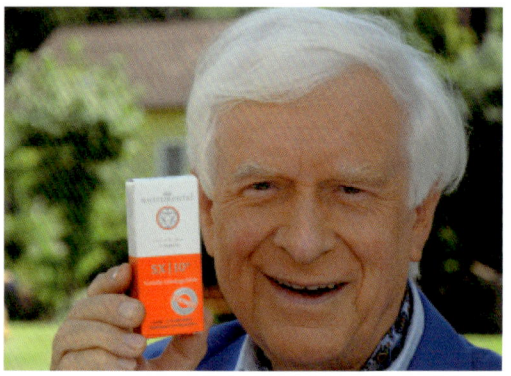

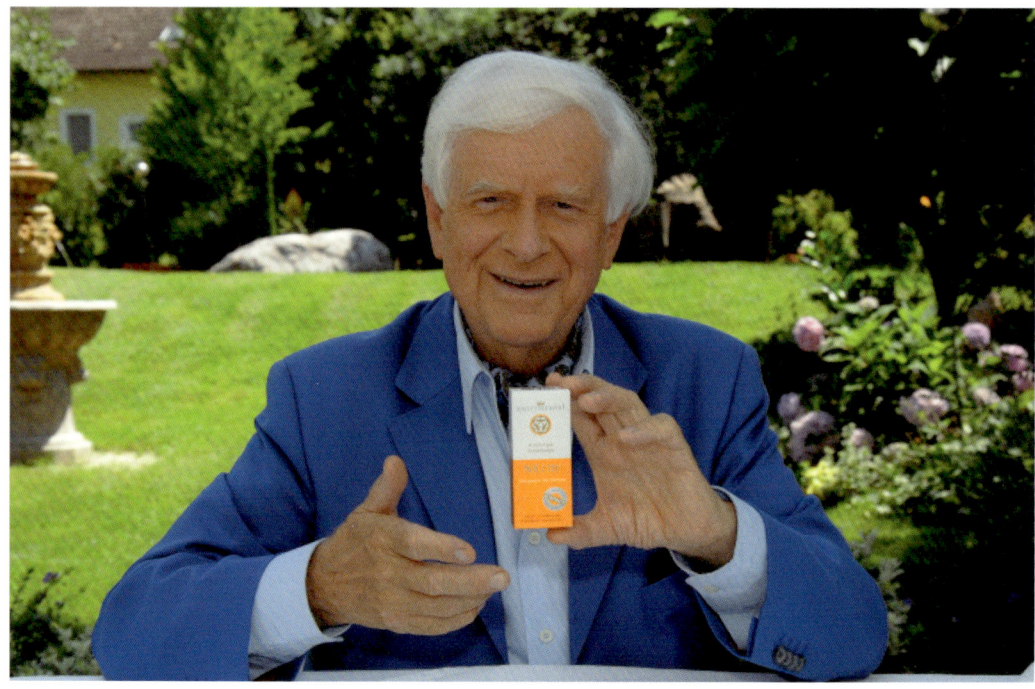

GNP-NADH-Produkte

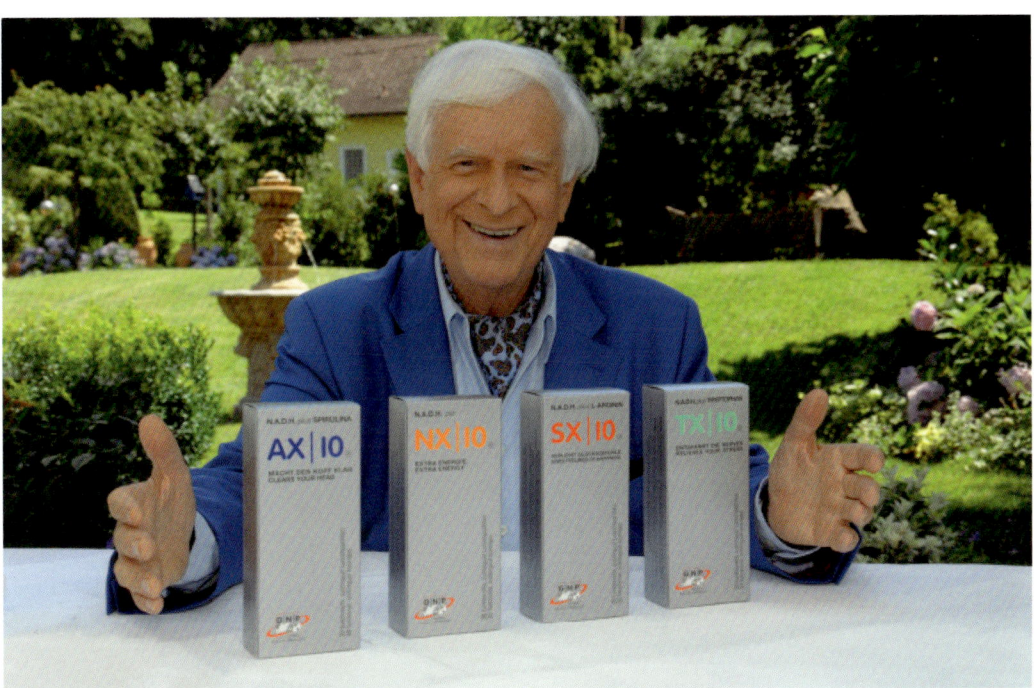

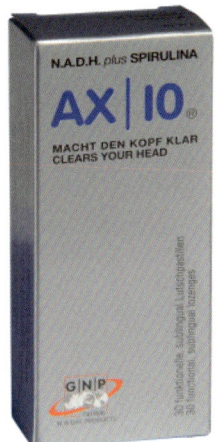

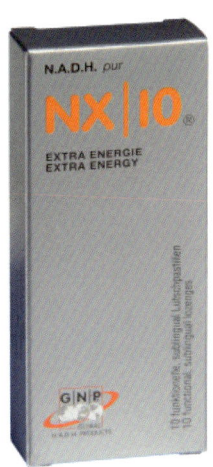

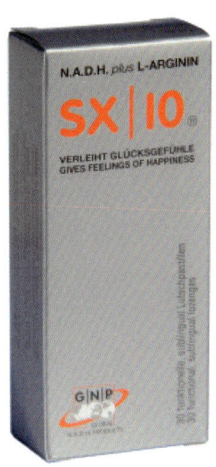

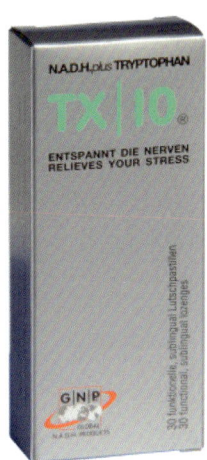

AXI10®:
PZN 3828946

NXI10®:
PZN 3828969

SXI10®:
PZN 3828981

TXI10®:
PZN 3828998

Sie erhalten diese NADH-Produkte in Monatspackungen zu 30 Lutschpastillen exklusiv in Ihrer Apotheke. Sollte eines der rezeptfreien Produkte kurzfristig ausverkauft sein, bitte unter der angeführten PZN (Pharma Zentralnummer) in der Apotheke bestellen. Broschüre liegt in der Apotheke auf! Internet Info unter: www.nadhplus.com

Life Light NADH-Produkte

Sämtliche NADH-Produkte der Firma Life Light erhalten Sie in Ihrer Apotheke - PZN Nummern Deutschland (D) und Österreich (A), im beratenden Fachhandel, oder direkt im Life Light Infocenter.

+43 (0) 662 628 628

+49 (0) 8651 7620 630

www.lifelight.com

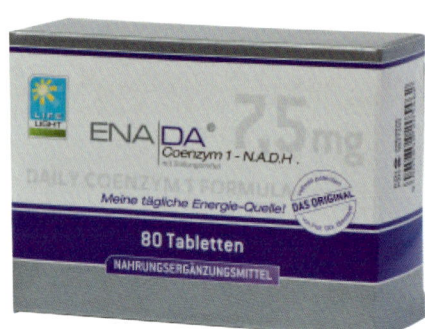

ENADA® NADH 30 Stk.
PZN (A) 2963903
PZN (D) 3847470

ENADA® NADH 80 Stk.
PZN (A) 2963926
PZN (D) 3847493

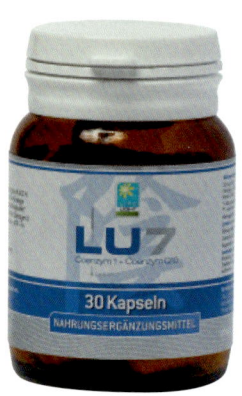

LU7® 30 Kapseln
PZN (A) 595092
PZN (D) 4112368

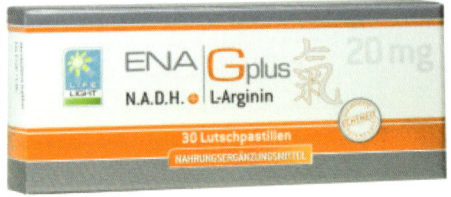

ENA-G® plus 30 Lutschtabletten
PZN (D) 6147388

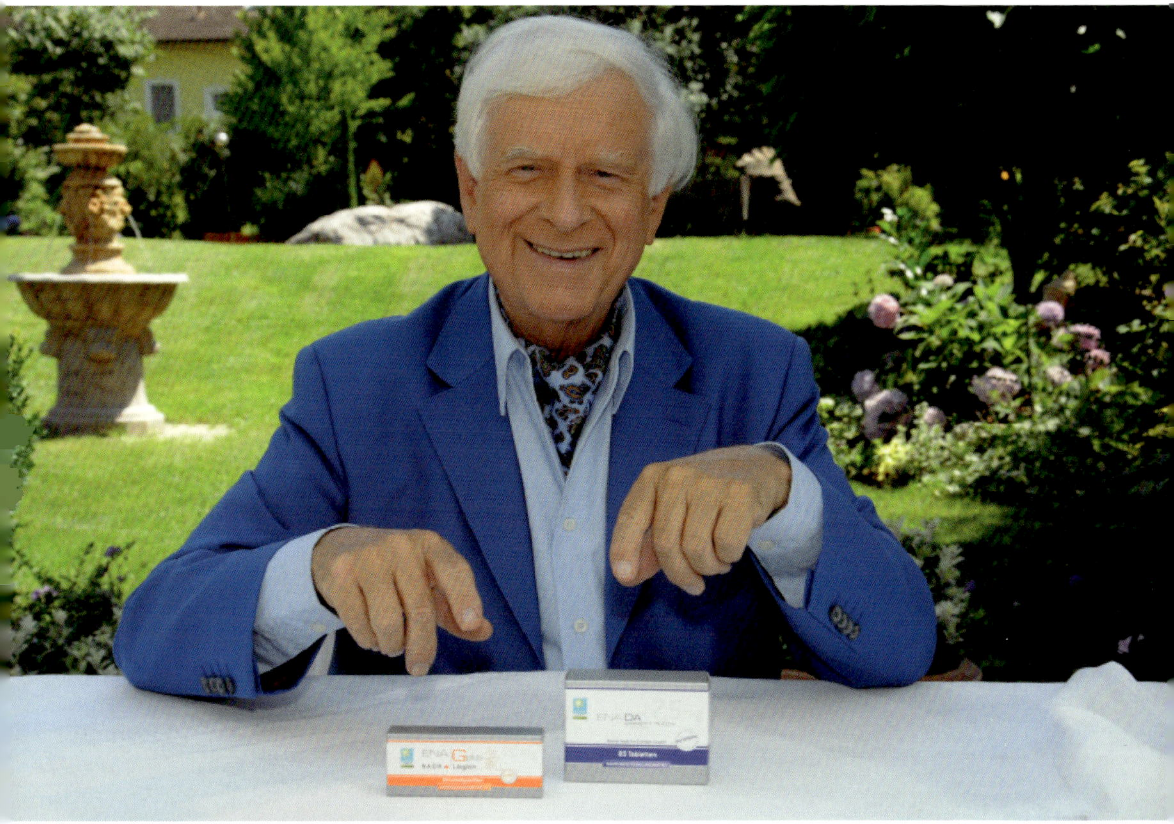

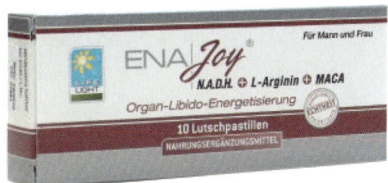

ENAJoy®
PZN (D) 0815854

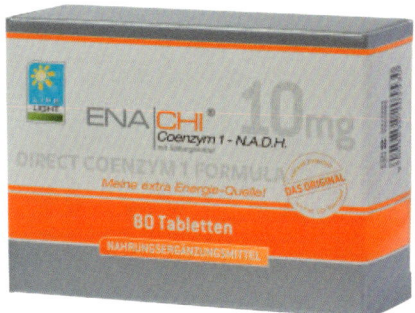

ENACHI® N.A.D.H 8 Stk.
PZN (A) 2963932
PZN (D) 3847441

ENACHI® N.A.D.H 24 Stk.
PZN (A) 2963949
PZN (D) 3847458

ENACHI® N.A.D.H 48 Stk.
PZN (A) 3726921
PZN (D) 1869527

ENACHI® N.A.D.H 80 Stk.
PZN (A) 3003393
PZN (D) 4222683

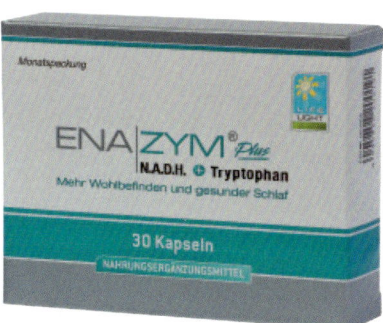

ENAzym® plus 30 Kapseln
PZN (D) 0815908

Hinweis in eigener Sache!

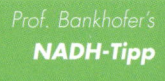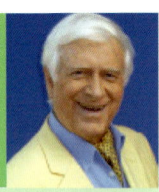

All die NADH-Produkte und Kombinationen, die ich Ihnen in diesem Buch vorgestellt habe, sind kontrolliert, auf Echtheit zertifiziert, sind in Apotheken gelistet und enthalten stabilisiertes NADH, das vom Körper optimal aufgenommen und genutzt wird. Lassen Sie sich nicht von obskuren Angeboten im Internet verleiten.

Es handelt sich fast immer um reine Plagiate mit nicht stabilisiertem NADH, die vollkommen wirkungslos sind. Die NADH-Produkte, die ich Ihnen vorgestellt habe, werden auch von Ärzten und Wissenschaftlern genutzt und empfohlen.